【新版】大人の発達障害に気づいて・向き合う完全ガイド

記入式シート付き

公認心理師・臨床心理士・臨床発達心理士
黒澤礼子

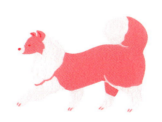

健康ライブラリー
スペシャル

講談社

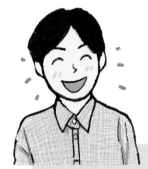

まえがき

　これまで、子どもの発達障害の本を書いてきましたが、今回大人の本を書こうと思ったのは、発達障害の特性があっても、人は変わることができると感じた、ある相談がきっかけでした。

　子どものことで相談に来た母親に、発達障害かもしれないというお話をしていると、子どもの性格が父親に似ていると気づかれることがよくあります。

　その方も、子どもの相談から夫の相談に話が移りました。結婚後に態度が豹変し、家族を物のように扱い、命令する、怒鳴る、威嚇するなどの行動に困っているといいます。ためしに、基礎調査票の成人版をお渡しし、持ち帰って夫に見せていただいたところ、意外なことに記入してくれました。妻の話では、本人は結果を予測して記入を加減したとのことで平均的な数値でしたが、妻の記入では、発達障害の特性がはっきりと出ています。

　ところがその後、夫は調査票をつけたことがきっかけで、自分の特性に気づいたようです。驚いたことに、自分で関連本を買ってきて読むようになり、また、妻を通して自身の相談もするようになりました。やがて、乱暴な言動は影をひそめ、妻を大切なパートナーとして認めるようになりました。ほどなく相談は終了しましたが、最後に彼女の話してくれた言葉がとても印象に残りました。「先日、結婚以来初めて、ああ平和な一日だと思いました。夫が、発達障害かもしれないと気づいて変わってくれたことは、本当によかったと思います。でももしかしたら、私が夫の障害に気づいたことのほうが大事だったのかもしれません。気づくことで、私も夫への気持ちやかかわり方が変わりました。私が変わることも必要だったと思います」

　発達障害を治療することは難しいけれど、このご夫婦のように、お互いが気づいてかかわり方を変えれば、大切な人を失わずにすむのです。

　まず、本人が自分の障害に気づくこと、そして発達障害だからしかたがないと思うのではなく、どうしたら自分の特性を克服できるだろうかと考え、努力をすることが必要です。周囲の人たちも、かかわり方を工夫し、その特性をじょうずに受け入れる努力をすることが大切です。「気づく」、そしてお互いに「努力」をすることが、キーワードだと考えています。

　なお、本書は2012年に発行した『大人の発達障害に気づいて・向き合う完全ガイド』をＤＳＭ－５（精神疾患の分類と診断・統計マニュアル）にあわせて見直した新版です。

新版 大人の発達障害に
気づいて・向き合う
完全ガイド

すぐに使える記入式シート付き

● contents ●

まえがき …………………… 2
本書の使い方 ……………… 4

1 大人の発達障害の基礎知識 …… 5
発達障害に気づいてほしい ………… 6
大人にもある発達障害 ……………… 8
併発しやすい病気や社会的問題行動 …… 12

2 基礎調査票・評価シートと実例集 …… 17
基礎調査票と評価シートの使い方 …… 18
● 社会性と行動に関する基礎調査票 …… 20
評価シートの解説と見方 …………… 28
● 評価シート ………………………… 29
6つの実例に見る状況と気づき …… 30

3 対応方法の具体例 …………… 43
● 本人ができること
　人とじょうずにつきあう ………… 44
　コミュニケーションをとる ……… 46
　不注意、ミスを防ぐ ……………… 48
　落ち着きと集中力を高める ……… 50
　イライラをコントロールする …… 52
　社会のルールを身につける ……… 54
　明るく元気に働きつづける ……… 56
　体がだるくても動きだすために …… 58
　自分を大切にする ………………… 60
　医療機関や療育機関での治療法 …… 62
● 家族や周囲の人ができること
　特性を知り、理解する …………… 64
　こちらからコミュニケーションをとる …… 66
　本人まかせにせず気を配る ……… 68
● 本人や家族ができること
　相談をする、支援を受ける ……… 70

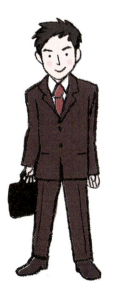

本書の使い方

本書は、まず1章で発達障害に関する基礎知識を解説しています。

2章では基礎調査票と評価シートを載せています。これは、本人、家族、上司など、誰でも記入できるように工夫してあります。本人が記入すると結果を想像して加減する可能性があるので、本人以外の人にも記入してほしいと思います。続いて、実例を掲載してあります。私が日々現場で携わっている例をもとにしています。

ぜひお読みいただきたいのは3章の対応方法です。本人ができること、家族や周囲の人ができることをそれぞれ、できるかぎり具体的に解説しました。

注意点

● 評価シートは、その人の特徴を理解するためのものです。発達障害の診断をするものではありません。

● 基礎調査票は個人使用が前提です。公の場で使用する場合は、著作権法上、必ず著者に連絡してください。

基礎調査票の特徴

一般向け……………… 記入者に専門性や特殊な知識を必要としません。その人をよく知っている人なら、誰でも活用できるものです。

認識の共有………… 記入者が違っても、その人に対して同じ基準で観察することになるので、共通の認識になります。

5段階評価………… 複数の項目を5段階で評価することにより、その人の特徴を細かく把握できます。

客観性……………… 対象者について、何人かで記入して比較することで、記入者の認識違いを避けることができます。同じシートに重ねて記入し、比較することもできます。

公平性……………… 複数の人間で話し合いながら項目を記入していくと、より公平な調査ができます。

多面性……………… 本人と本人以外の人、家族と職場の人が記入することで、とらえ方の違いや場所による行動の違いが把握できます。

何回でも使用可能… 時間的変化を見ることができ、改善や悪化が把握できます。

基礎調査票作成方法

米国精神医学会の「DSM-Ⅳ」、世界保健機関の「ICD-10」、ギルバーグのASDI（アスペルガー症候群・高機能自閉症診断面接法）、ASDASQ（成人自閉症スペクトラム障害のスクリーニング質問票）、PARS（広汎性発達障害日本自閉症協会評定尺度）、AQ（自閉症スペクトラム指数、Baron-Cohen他）等の資料を参考に、著者が従来の相談業務で気づいた症状等を加えて作成。関東周辺の約220名に調査をおこないました。

この結果をもとに、尺度の妥当性、信頼性を検証しました（詳細は本書では省略）。実例は、本人または家族の了解のもとに調査票を依頼し、結果を考察。ただし、個人情報保護のため、アレンジしています。

1

大人の
発達障害の
基礎知識

　社会に出てから、結婚してから……うまくいかなさに気づく。自分でもなぜかわからないけれど、周囲の人とのコミュニケーションがとれない。常識がない、人の気持ちがわかっていないと言われる。……もしかしたら、発達障害があるのかもしれません。

　これまで学校に通っていたころには、あまり感じていなかったたいへんさに、あらためて気づくことになります。学校という枠は、時間割は決まり、クラスも席も決まっています。どこでなにを勉強すればいいのかも決められています。でも、大人になると、そうした枠はなくなり、自分で判断して動かなければなりません。発達障害のある人にとっては、ひじょうに不安な状況になります。

　働いてお金をもらうということは簡単ではありません。ひとりの大人として扱われ、義務も責任も生じてきます。恋愛や結婚は、思いやりとコミュニケーションが必要です。

　こうした場面で、発達障害の特性による難しさがいろいろと出てくることになります。まず、自分自身に向き合ってください。発達障害は子どもだけの問題ではないのです。

発達障害に気づいてほしい

職場でこんなことありませんか

周囲の人から見ると
- 話しだすと止まらず、一方的に自分の言いたいことを話す。
- 「太っているから、その服似合わないよ」と言わなくてもいいことを女性社員に言う。
- 上司が話しているのに、話に関係のないことをいきなり発言する。
- 物の置き場所や、いったん決めたことを変えると、ひどく怒る。
- どこを見ているのかわからないような視線で、無表情に話す。

本人の気持ち
- いろいろ言われると聞きとれないので、電話に出るのが恐い。
- 仲良くなりたいのに、なぜか友達ができない。
- なぜ部長のくだらない話を、黙って聞かなくてはならないんだろう。
- とにかく朝起きられない。今日も遅刻だ。会社を休みたい。
- みんな自分のことを変わっていると思っているかも。

　一つひとつは、誰でも多少は思い当たることで、気にすることではないかもしれません。でも、なぜか周囲の人とうまくいかない。仕事のミスが多くて怒られてばかり。職場に行くのが恐い。営業に歩いてもなんとなく断られて、仕事が長続きしない。

どうしていつもこうなるのだろうと感じたら、一度自分自身を見つめなおしてみましょう。うまくいかないのは、あなたがいい加減なわけではなく、発達障害のせいかもしれません。

　家族や上司など周囲の人たちも、「どうしてこんなことがわからないんだ」「わざといやみを言っているのか」「なにを考えているのかわからず不安だ」などと思わず、その人を見つめなおし、発達障害とはなにかを理解しようとしてみてください。

　発達障害の特性がわかれば、なぜそのような行動をするのかも理解できます。望ましい行動をしてもらうためには、どう接すればよいかもわかってくるでしょう。

家庭でこんなことありませんか

親と子で
- 子どもだからといっても、悪いことは悪い。なぐりつけてでもわからせてやる。自分もそうやって親に育てられた（父親）。
- 子どもがかわいいという気持ちがわからない。イライラさせるこの子が悪い（母親）。
- 母親なんだからそんなの当たり前だろうと言われるが、わからない（母親）。

　児童虐待は大きな社会問題です。虐待を引き起こす要因はいくつかありますが、いちばん大きなものは、親自身にあるといえます。衝動的・攻撃的性格、依存的性格、社会的未熟さ、精神疾患、アルコールや薬物依存、親

自身の被虐待体験などがあげられていますが、背景に発達障害の可能性も否定できません。子どもに発達障害があり、かかわりの難しさから虐待的育児に発展する場合もありますが、親自身に発達障害があり、しかも気づいていない場合もあります。

子育てとはどういうことかわからない。なぜか、かわいいという気持ちがわいてこない。泣かれるとどうしてよいかわからず、どこかへ行ってほしいと強く思う……。

子どもは予測不能の反応や行動を起こします。どうしてよいかわからない母親や父親はいらだち、力で押さえつけようとします。子どもだから加減しなくてはとか、子どもだからしかたがないと思えず、衝動的に激しい怒りがこみあげ、とまらなくなります。気づいてみたら子どもをひどく傷つけています。感情の共有ができないので、子どもの気持ちが想像できません。想像力も乏しいので、こんなことをしたらどうなるかということが、わかっているようでわかっていません。

🔴 夫婦で

- 異常に嫉妬深く、妻の行動をいちいち監視し、明け方までしつこく追及する。
- ささいなことで突然怒りはじめ、怒鳴りつけたり、物を投げつけたりする。蹴られて肋骨（ろっこつ）を骨折したこともある。
- 何度注意しても衝動買いが抑えられない。家計がたちゆかないほどの金額になるので、カードを取り上げた。

家庭内暴力（DV）も、背景に発達障害が隠れていることがあります。結婚したとたんに人が変わった。家族を自分の持ち物のように支配しコントロールする。執拗（しつよう）に攻撃する。こだわりが強く、ささいなことで激しく怒って子どもや妻に暴力をふるう。こうした訴えを聞いていると、発達障害の特性ゆえの行動を感じます。

本人は別れたくないにもかかわらず、結局は家族が崩壊し、大切な人を失うことになります。発達障害があるがゆえに親子関係や夫婦関係がうまくいかないことも多いのです。家族の問題の背景に発達障害がある可能性も意識して取り組まないと、本当の解決にはいたりません。

発達障害はけっして子どもだけの障害ではありません。もちろん、成長するなかで経験を積み学習することで、改善する人もたくさんいます。しかし、大人になってもその特性が強く残っている場合もあります。

さらに、成長する過程で十分な理解や支援が受けられなかった場合、あるいは、不適切な対応をされた場合、特性が消えるどころか二次障害として精神障害や問題行動が出てくることもあります（P12参照）。そのようなことにならないためにも、社会全体が支援していくことが必要です。

本人が気づき自分を変えようとすること、周囲の人が気づき、特性を理解し、さまざまな支援や環境の整備を工夫していくことが、発達障害がある人の社会への適応を大きく促します。じょうずに職場や家庭に適応できるようになることが、本人だけではなく、周囲の人たちも幸せにするのです。

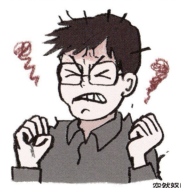

突然怒りだしたりするが、その原因が周囲の人にはさっぱりわからないこともある

大人にもある発達障害

個性か障害か

マイペース、のんびりやなど、人にはいろいろな性格があり、個性は大切に尊重されるべきものです。しかし、支援が必要な場合もあります。家庭・学校・社会で生活を送っていくうえで、本人がとても苦労する、あるいは家族や周囲の人がとても苦労するような状況が出てきたら、個性だからと放置しないで、支援の方法を考えなくてはなりません。

脳にある心の機能の障害

発達障害は、性格とされる情動や行動の特性が極端にかたよっている場合をいいます。

発達障害は生まれつきの脳の機能障害であり、主に感覚、知覚、認知（学習、記憶、思考）、言語、情動など、心理的・社会的機能の障害です。一部は、運動機能の障害を伴います。男児に多く、男女比は4：1で現れます。以前は、親の育て方や心理的葛藤（ストレス）が原因と誤解されていましたが、じつはそうではありません。生来のものであるので、乳幼児期から特性が現れています。

発達障害の定義

発達障害は、発達障害者支援法（2005年）により「自閉症、アスペルガー症候群その他の広汎性発達障害、学習障害、注意欠陥多動性障害、その他これに類する脳機能の障害であって、その症状が通常低年齢において発現するもの」と定義されています。

広汎性発達障害（PDD）

発達障害者支援法に出てくる「自閉症、アスペルガー症候群（DSM-IVでは自閉性障害、アスペルガー障害）その他の広汎性発達障害」というグループは、2000年に米国精神医学会が発行したDSM-IV-TR（精神疾患の分類と診断の手引）では、広汎性発達障害（PDD）という大きな概念でくくられていました。その中に自閉性障害、アスペルガー障害などが含まれています。

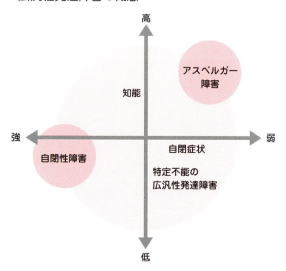

広汎性発達障害の概念

自閉性障害（自閉症）

❶ 他人との関係が希薄で、社会的な関係をじょうずにつくれない

視線が合いにくい。他人の存在を意識しない。ひとりでいることが多く友達ができない。感情共有が苦手。指示が入りにくい。集団活動が苦手などの傾向がある。

❷ 言葉などを適切に使用して、コミュニケーションをとることが難しい

　言葉の遅れがある。オウム返しや独り言が目立つ。会話がかみ合わない。関心のある話しかしない。同じ言葉をくり返す。言葉の裏の意味が理解できないなど。

❸ 興味・活動がかたより、反復的・常同的な行動が見られる

　興味の範囲が狭く、電車や虫など関心のあることには精通するが、年齢相応の知識や常識がない。変化を嫌いこだわりがある。感触など気に入ると長期にわたり熱中する（ぬいぐるみなど）。手をひらひらさせる、横目で見る、飛び跳ねるなど気になる行動がある。

　自閉症状とは、上記の3つをいいます。

アスペルガー障害（アスペルガー症候群）

　広汎性発達障害の中でも特に、アスペルガー障害は、幼児期から言葉や知能の発達に遅れがないため、気づかれにくいのです。

❶ 他者との関係がうまくつくれない

　アイコンタクト、表情、身ぶり手ぶりなどのボディランゲージが乏しい。皆で楽しむことや気持ちの共感ができない。場の雰囲気がわからず「空気が読めない」と言われる。友達ができず、孤立しがち。暗黙のルールがわからない。小さいときに言葉の遅れはないが、会話がかみ合わない、人の話を聞かず一方的に話すなどの傾向がある。

❷ 行動、興味、活動が限定されて、反復的・常同的な様子が一部に見られる

　限られたものに非常に強く興味をもち熱中する。物の置き場所や電車の時間などにこだわる。着ているものや気に入った物の一部などを常に触っている。手や指をぱたぱたさせるなど、気になる動きをする。

DSM-5改訂による大きな変化 自閉スペクトラム症（ASD）

　2013年にDSMが大きく改訂され、DSM-5が出版されました。Ⅳにあった広汎性発達障害（PDD）という診断名が消えて、自閉スペクトラム症（ASD）に変わり、3つあった診断基準も2つになりました。自閉症状の①と②が統合され、「社会的なコミュニケーションの力をもち人間関係をつくっていくことが困難である」となり、言葉の遅れは診断基準から外されました。③には、「対象への強い愛着や執着、感覚の過敏性・鈍麻性など」が加えられました。

　自閉症やアスペルガー障害という診断名は使われなくなり、自閉スペクトラム症のレベル1～3という重症度（支援を要する度合）で分類する表現を用いることになりました。

　改訂されてずいぶん時間が経ちましたが、世の中では、まだまだ今までの診断名も使われており、一方で、新しい自閉スペクトラム症という診断名も広がり、非常にわかりにくくなっています。

　「発達障害」という名前じたいも「神経発達症群」と変わりました。

　注意欠陥/多動性障害（ADHD）と学習障害（LD）の名前や定義も変わっています。

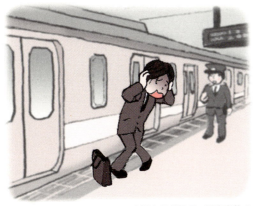

臨機応変が苦手。電車事故の振替輸送に対応できず、職場へ行けなくなったりする

注意欠如・多動症（ADHD）

不注意・多動性・衝動性の症状が12歳前から見られ、仕事などに大きな支障が出ます。

❶不注意
- 仕事の間違い、やり残しなどミスが多い。
- 興味のないものに長時間とりくんでいることが苦手。
- 気が散りやすく人の話を聞いていない。
- 片づけが苦手で、忘れ物やなくし物が多い。

❷多動性
- 学童期に学校で離席を注意されることなどが多かった（移動性の多動）。
- いつも手足を動かしたりよそ見をしたり、姿勢がくずれやすい（非移動性の多動）。

大人になると、移動性の多動は目立たなくなりますが、ペンを手でぐるぐる回したり、貧乏ゆすりやよそ見をするなどの非移動性の多動は残ります。おしゃべりも口の多動で、相手が口を挟む余裕もなくしゃべりつづけたり、声が大きすぎたりします。

❸衝動性
- 人の話が終わらないうちに話しだすことが多い。
- 順番が待てない。一番になりたい。独り占めしたい。
- 他人の行動に割り込み、ちょっかいを出すことが多い。
- 思いつきをすぐ行動に移して失敗する。衝動買いをして後悔するがまた買ってしまう。
- ささいなことで口論するなど、がまんができないことで、トラブルが起こりやすい。

怒りっぽい、暴力的といわれる人も、衝動コントロールができないためと考えられます。

上記の3つの症状が揃った混合状態ADHDと、多動性－衝動性優勢状態ADHDは、ADHDと気づかれやすいのですが、不注意優勢状態ADHDは気づかれにくいのです。片

ADHDの状態

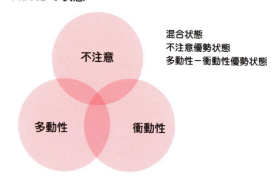

混合状態
不注意優勢状態
多動性－衝動性優勢状態

づけられないだらしのない人と見られます。

不注意優勢状態ADHDは、動きが鈍くぼーっとして、なかなか行動に移せません。片づけが苦手で、時間通りに行動ができないので、家の中がごみ屋敷になったり、子どもを学校に登校させなかったりします。児童虐待のネグレクト（養育放棄）に該当する親のなかにも、不注意優勢状態ADHDの人がいるのではないかと思われます。

限局性学習症（SLD）

これまで、学習障害（LD）といわれてきました。LDは、聞く、話す、読む、書く、計算、推論などの学習の基礎的能力の中で、特定の能力の習得と使用に著しい困難を示すものとされています。DSM-5では、特に読み・書き・算数に困難を示す場合を、限局性学習症（SLD）と定義することになりました。しかしまだSLDではわかりにくいので、以下、LDと表記します。

全部ができないのではなく、ある特定の能力だけできないので、努力不足、怠けているなどと思われたり、知能全般に遅れがあるように見られたりします。LDとADHDは関係が深く、3割から5割は重複しているといわれています。以下に例をあげてみます。

- 漢字を一筆書きのように書いたり、偏とつくりが反対だったり、正しく書けない。

● 手紙や本のような、長い文章を読んだり書いたりすることが苦手。
● 簡単な計算でも暗算でできない。スーパーのレジでおつりがわからない。
● 算数の応用問題を読んでも、何算を使ったらよいかわからない。

その他の発達障害

● 知的能力障害

以前の「知的障害」に当たります。知的機能と適応機能の欠陥があり、ひとりで社会生活を送ることが困難です。知能指数による判断ではなく、支援を必要とする度合を基準に、軽度・中等度・重度・最重度の判断をします。

● コミュニケーション症群

言葉と会話に困難性がみられます。言葉の遅れや語彙の少なさ、発音のわかりにくさ、吃音なども含まれます。言葉の遅れは、以前は自閉性障害の診断基準に入っていました。アスペルガー症候群の特性のひとつとされていた、挨拶や敬語の使用が不適切、TPOに合った会話ができない、冗談・皮肉がわからないなどは、「社会的コミュニケーション症」となります。

● 運動症群

「発達性協調運動症」は、全身を協調させる動作（走る、泳ぐなど）が極端に苦手、手先が無器用などで、日常生活に支障が出ます。また、外見上無目的な運動行動をくり返す（手を振る、体をゆする、体をたたくなど）「常同運動症」や、突発的な音声や体の動きなどが生じ、くり返される「チック症」も含まれます。

原因は遺伝か環境か……？

発達障害は、脳の機能障害といわれていま

す。自閉症においては脳の扁桃体、海馬、小脳などの広汎な機能異常と考えられ、神経伝達物質（セロトニン）の関与が疑われています。また、ADHDでは、前頭前野などの機能異常が考えられ、こちらも神経伝達物質（ドーパミンやノルアドレナリンなど）の関与が指摘されています。

原因は確定できていませんが、障害か個性か、その連続体（スペクトラム）かと迷うくらいですので、遺伝的要因は否定できません。性格はその両親から受け継ぐものであり、遺伝子が全く同じ一卵性双生児の自閉症出現は90％以上と高い一致率を示すのに比べ、二卵性双生児やきょうだいは10％以下と大きく違うところからも、遺伝的要因が考えられます。

しかし、近年臨床の現場にいる者は、誰しも発達障害の急激な増加に戸惑いを隠せません。遺伝的要因だけではなく、なんらかの環境的要因がその背後にあり、大きな影響をあたえているのではないかと感じられます。

懸念される環境的要因

①環境ホルモン（内分泌攪乱化学物質）
②高齢出産、妊娠初期の感染、薬物（治療薬・睡眠薬・精神安定剤、他）、飲酒、喫煙、極低出生体重児（1500ｇ未満）、出生時のトラブル

環境ホルモンとは、正式には内分泌攪乱化学物質といいます。ホルモンに似た働きをして体内の反応を攪乱し、悪影響を及ぼす化学物質のことです。殺虫剤・農薬成分・ダイオキシン・PCB（ポリ塩化ビフェニール）・ビスフェノールAなどに含まれます。

いずれも、非常に微量で、生殖機能の低下、発ガン作用、アトピー、喘息などのアレルギー性疾患の増加、脳神経系の障害など、生物体に大きな影響を及ぼすとされています。

併発しやすい病気や社会的問題行動

発達障害に併発しやすい病気

　発達障害では、自閉スペクトラム症、ADHD、LDなどの特性が複合していることが、よくあります。診断名にとらわれず、特性を把握する必要があります。

　てんかんやチック(トゥレット症候群など)を併発することもあります。

　遺伝子や脳の機能障害が関係しているといわれていますが、くわしいことはわかっていません。発達障害にかかわる遺伝子の中に、てんかんやチックに関連する遺伝子が含まれているのではないか、あるいは脳の発達障害による機能障害の部分とてんかんやチックの発作が起きる部分が同じであるためではないかともいわれています。

てんかん

　てんかんは脳細胞のネットワークに起きる異常な神経活動（てんかん放電）のために起きる発作であり、古代ギリシャのソクラテスもてんかんを発病していたといわれるほど、古くから存在が知られています。

　激しい全身のけいれんやひきつけを起こし、意識を失う強直間代発作（大発作）はよく知られていますが、一時的に意識を失う欠神発作（小発作）、腕がびくっと動くなどの不随意運動を起こすミオクローヌス発作などは、一般にはあまり知られていないため、てんかんと気づかれない場合もあります。また、微弱なてんかん波が出ていても発作様の症状がないために気づかない場合や、途中からてんかん波が出る場合もあります。脳波の検査を定期的におこなうことが必要です。

　発達障害との併存率は6〜25％くらいといわれていますが、てんかんには、抗てんかん薬などの薬物治療が有効です。

チック（トゥレット症候群など）

　チックには、自分の意思と関係なく、まばたき、顔をしかめる、首をふるなど、突発的・反射的に体が動く運動性チックと、咳払い、鼻をならす、声を出すなどの音声チックがあります。1年未満でおさまる一過性のものと、1年以上続く慢性チックとがあります。

　運動性チックと音声チックが重なる複合チックは慢性化しやすく、トゥレット症候群とよばれています。また、音声チックのなかには、卑猥な言葉や排泄物などの言葉を連呼する汚言症とよばれる症状もあります。

　チックはストレスなど精神的なものが原因といわれていましたが、最近は、ストレスは症状を悪化させる要因ではあっても直接の原因ではなく、器質的な病気と考えられています。もちろんストレスを排除する環境調整や行動療法も効果的ですが、慢性化させると治りにくくなるので、複合チックは早めに薬物治療をおこなうことが大切です。

社会問題の陰にある発達障害

　虐待やDV（パートナー間の家庭内暴力）の要因のひとつに、大人の発達障害の可能性が潜んでいることは、先述しましたが、そのほかにも、見過ごせないものがあります。

　ひとつずつ見ていきましょう。

ニート

　厚生労働省は、平成17年以降の「労働経済白書（労働経済の分析）」の中で、ニートを「非労働力人口のうち、年齢15〜34歳、通学も家事もしていない者」と定義しています。

　ニートは約60万人いるといわれ、厚生労働省の調査によれば2割強が発達障害者であると報告されています。しかし、臨床的には8割近いと主張する医師もいます。

　人とのかかわりが苦手、コミュニケーション力が弱い、場の空気が読めず溶け込めない、がまんが苦手などの発達障害の特性から、仕事が長続きせず、転職を余儀なくされるなど、自信を失い意欲がわかず、なにもせずぶらぶらしているという状態になります。

ひきこもり

　「6ヵ月以上自宅にひきこもって、会社や学校に行かず、家族以外との親密な対人関係がない状態」をひきこもりといいます。正確な数字はつかめていませんが、160万人以上いるともみなされ、予備軍を含むと、2倍の300万人以上ともいわれています。

ひきこもりの要因

とりたてて原因がみつからない場合もある

うつ、統合失調症などの精神疾患　／　自閉スペクトラム症、LDなどの発達上の問題　／　挫折やいじめ体験

　ひきこもりの背景にも発達障害が考えられます。自閉症的特性が強い場合は、人とのかかわりを避ける、コミュニケーションがとれない、こだわりが強いなど、社会に出て人と接することは困難です。自分の部屋などの限られた空間で生活し、家族以外の人間と顔を合わせることを極度に嫌がるような、ひきこもりの状況が強くなる傾向があります。

　厚生労働省では、平成21年度から、ひきこもり地域支援センターを全国に設置し、本人や家族を支援する事業をおこなっています。

家庭内暴力

　あまり表面化していませんが、家庭内暴力は、じつは潜在的に増加していると思われます。幼児期の多動・パニックが原因で厳しいしつけを受け、抑え込まれていたものが、長

むずむず脚症候群

　最近話題になっている病気です。自覚症状としては、「むずむずする」「じっとしていられない」「火照る」「痛みを感じる」などさまざまな不快感が現れ、体を動かしたり脚をさすったりしないではいられなくなります（P50参照）。じっとしたり、横になったりしていると、主に下肢の部分、人によっては、脚のみならず腰から背中、腕や手など全身に現れます。

　夕方から夜間にかけて症状が強くなるため、入眠障害、熟睡障害、中途覚醒などの原因となります。日中に症状が出る場合もあります。睡眠障害から昼間の強い眠気や慢性の疲労感が生じ、原因がわからぬままうつ病などに移行することもあります。

　脳内での鉄分の欠乏やそれに伴うドーパミンの機能低下が原因と指摘されています。

　むずむず感は、ADHDの子どもの生理的むずむず感を想起させます。

　発達障害の人には、乳幼児のころから睡眠障害が多く見られます。寝返りばかりうって熟睡できないタイプもあり、ドーパミン系の薬・コンサータを服用すると、ぴたりとおさまったという報告もあります。

じて親や社会に対する不満や反発となり、家庭内暴力、非行、犯罪予備軍という形に変わっていく例もあります。小学校高学年ごろから、暴力的行動が目立ってきます。

これらの子どもたちには共通してこだわりやがんこさ、イライラ感などが見られます。暴力的言動に目を向けるだけではなく、そこに発達障害があるのかもしれないと、違う角度から考えてみる必要があります。

反抗挑発症・素行症

ADHDの特性のひとつである衝動性は、周囲の対応や配慮が不適切な場合、二次障害として、反抗挑発症や素行症へと変化していくことがあります。

反抗挑発症は常に怒りっぽく、反抗的・否定的・挑発的な態度をとったり、失敗を人のせいにします。素行症は「自分を理解してくれない人たちが許せない」と周囲の人や社会への反抗心を募らせ、暴力や破壊行為などの反社会的な行動を起こすものです。

間違えられやすい病気

大人になるまで発達障害を見過ごされてきた人の中には、後天的な精神疾患と間違われるケースも少なくありません。治療を続けても改善しない場合、じつは発達障害だったということも考えられます。

うつ病

抑うつ気分が続く、あらゆることに興味がわかない、寝つきが悪い、目が覚めてしまいよく眠れない、食欲がない、疲れが抜けないなど、気持ちが沈んで元気の出ない状態が2週間以上続いているときには、うつ病の疑いがあります。自己評価が下がり自信をなくす、悲観的な考えに陥るなどの症状が目立ち、自分を価値のない人間だと感じ、人生を悲観して自殺行為にまでエスカレートすることもあります。

男性は50代、女性は20〜30代に多く発症します。一生に一度はうつ病になる人の割合は10人に1人といわれ、主に精神的なストレスで脳の神経伝達物質のバランスが乱れることにより、生じるといわれています。

治療としては、ゆっくり休むこと、抗うつ薬、抗不安薬などの薬物療法と精神療法をおこないます。

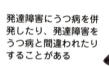

発達障害にうつ病を併発したり、発達障害をうつ病と間違われたりすることがある

発達障害にも見られる特徴
- 人とかかわりをもちたがらない。
- 無表情で笑顔がない。
- 何事にも気力がわかず、興味がもてない。

発達障害の人はもともと人とかかわりをもつことが苦手です。興味がなさそうに見えたり気力がないように見えるのは、自分の興味のないことをしていたり、他者と感情の共有・共感ができないためです。睡眠障害もあり、日中ひどく眠かったり、体がだるく、なにをやる意欲もわかなかったりします。発達障害の場合は、幼児期からそのような特性が見られているということです。

強迫症

玄関の鍵の閉め忘れ、ガスの元栓の締め忘れが気になって、何度も確認して外出できなかったり、何度手を洗ってもきれいになった

気がせず、くり返しくり返し手を洗いつづけたり。強い不安や心配から、意味のない行為にとらわれて、日常の生活に支障をきたしてしまう状態を強迫症といいます。

母親が非常に潔癖で、厳しくしつけられた結果気にするようになるなど、環境要因により、症状が出てくることも多いのですが、発達障害の特性のひとつである「こだわり」行動を強迫症と診断し、発達障害を見過ごしてしまうこともあります。このような行動が、いつごろから目立ってきたのかをしっかり確認し、幼児期から傾向があるなら特性の「こだわり」行動と考えるべきでしょう。

摂食障害

本人は極度にやせているにもかかわらず、太ることに対する恐怖から、拒食や、過食をして吐くといった食行動異常が見られます。極度の拒食は生命にかかわるため、入院治療が必要です。

自閉スペクトラム症では、こだわりのため白いご飯しか食べないなどの極端な偏食や、アイスクリーム、コーラなど特定のものを過食して肥満に陥る人もいます。摂食障害とは区別する必要があります。

社交不安症

人前でのスピーチや見知らぬ人との会話、会社で電話をとる、人前で文字を書く、人前でご飯を食べるなどの場面で強い不安や緊張を感じ、さまざまな症状が体に現れます。あがってしまってなにも答えられない、声が震える、声が出ない、手足の震え、めまい、動悸、赤面、発汗、吐き気などの症状が出ます。強い不安を避けたいため、周囲の人との接触を避け、人前に出ることを嫌うようになります。

うつ病やパニック障害を併発したり、ひきこもりの遠因となったり、自殺を考えることもあるので、注意が必要です。

不安や恐怖を抑え、精神のバランスを保つ脳の神経伝達物質・セロトニンの機能不全ではないかといわれています。性格の問題ではなく、医療機関での治療が必要です。抗不安薬などの薬物療法、認知行動療法が有効とされています。

発達障害にも見られる特徴

● 人とのかかわりが苦手でストレスを感じる。
● コミュニケーションがうまくいかない。

自閉スペクトラム症の人は、人とじょうずにかかわれず、コミュニケーション能力も充分ではありません。人前での行動に不安を抱き、失敗に敏感です。他人に変に思われていないかという恐怖心をもっていたり、人から注目されることに苦痛を感じるなど、社交不安症のような症状を見せることもあります。

また、ストレスを感じやすいところから、症状が悪化して社交不安症を併発する場合もあります。見極めての治療が必要です。

統合失調症

「自宅に盗聴器がしかけられている」「みんなが私の悪口を言っている」などの妄想や幻覚症状をはじめ、独り言、ニヤニヤ笑いなどの奇異な行動、まとまりのない会話、感情障害などが統合失調症の代表的な特徴です。

根気や集中力が続かず、意欲がわかなかったり、本が読めなくなったり、映画やドラマのストーリーが途中でわからなくなるなど、集中力、記憶力、整理能力、計画能力、問題解決能力などに認知障害が起こります。

100人に1人の割合で、青年期に発症することの多い精神疾患です。

原因はドーパミン系・グルタミン酸系・セロトニン系など、さまざまな神経伝達物質の異常が複雑に関連していると考えられていま

す。治療には抗精神病薬、非定型抗精神病薬などが用いられます。行動療法、認知行動療法なども補助的治療としておこなわれます。

発達障害にも見られる特徴

●独り言やまとまりのない会話。

●場にそぐわない行動や服装、無表情。

●こだわりや思い込み、フラッシュバックによる被害妄想。

　乳幼児期から症状が見られれば、発達障害です。青年期に発症する統合失調症の人が発達障害と誤診されることはありませんが、発達障害の人が統合失調症と誤診されることは多いようです。

　統合失調症の薬で発達障害が改善することはありません。

パーソナリティ障害

　自分は特別で偉大な存在だと思い込む、相手に過剰につきまといしがみつく、自分の利益のために平気で嘘をつき他人を利用しようとする……。個々人のもっている「性格」が尖鋭化し、極端な考えや行動で社会から浮いた存在になり、ときには自傷行為や反社会的な行為をしてしまうような精神疾患を「パーソナリティ障害」とよびます。

　幼児期からの成育環境と生まれもった性格、自我の形成過程でのなんらかの要因が、互いに重なりあって、一般的には思春期以降に発症すると考えられています。

発達障害にも見られる特徴

●人とのかかわりをきらい、閉じこもりがちなため、「変わった人」と思われがち。

●強いこだわりをもち「がんこ」「自分勝手」に見える。

●他人と感情を共感・共有できない。

「こだわり」や「思い込みの強さ」「相手の気持ちが理解できない」など発達障害の特性から、しばしば誤診されることが多い疾患で

す。幼児期からの症状の確認が必要です。幼児期から特性があれば、発達障害と考えるべきでしょう。ただし発達障害から二次障害になり、素行症やパーソナリティ障害へ発展するケースもあります。

　これらの精神疾患の中には、今まで発達障害の専門医が少なかったことにより誤診をされていたケースもあれば、周囲の発達障害への対応の不適切さにより生じた二次障害の場合もあります。どのような二次障害が現れるかは人によって異なります。反社会的で攻撃的な行動におよぶ人もいれば、自分を責めて悲観し、うつ状態に陥る人もいます。

　二次障害は、発達障害に対する理解や対応が不適切だったために起こるものです。二次障害の治療をおこなうにしても、一次障害である発達障害を踏まえてアプローチをしないと、根本的な解決は難しいでしょう。

発達障害だと思い込むケース

　最近、大人になってから対人関係の問題で悩み「自分は発達障害なのでは？」と専門外来を受診する人が増えているようです。発達障害に限らず、多くの精神疾患においても、対人関係やコミュニケーションの難しさは課題となっています。他の精神疾患かもしれませんし、無口でシャイな性格、社会経験のなさゆえということもあります。

　発達障害が大人になってから明らかになるケースは年々増加していますが、発達障害を大人になってから発症する人はいません。問題となる対人関係の障害などについて、幼いころからなんらかの困難があったかどうかが重要です。自ら発達障害を疑う場合には、まず、幼児期からの自分を思い起こしてみてください。両親など家族の意見も参考になるでしょう。

② 基礎調査票・評価シートと実例集

　大人の発達障害でいちばん大切なのは本人および周囲の人の「気づき」であり、「変わろうとする意識」であると思います。仮に発達障害があっても、その人が気づくこと、変わることで、大切な人と良い関係を保持できれば、発達障害は障害ではなくなるのです。

　ここで紹介する基礎調査票と評価シートは大人用です。特別な専門知識がなくても、本人および本人の日常を知っている人なら、誰でも記入できます。結果をグラフ化することにより、ひと目で状況がつかめるので、苦手な領域を把握し、対策を検討できるようになります。さらに、医療機関を受診する際の貴重な資料にもなります。

＊「社会性と行動に関する基礎調査票」は、DSM-Ⅳに基づいて作成されたものです。DSM-5では、特に自閉スペクトラム症の診断特性において、従来の広汎性発達障害特性の①社会性と②コミュニケーション能力が統合されていますが、本書ではあえて、3つの特性のままに留めています。そのほうが年齢による変化など、より細かく特性を把握することができ、支援に役立てることができるという判断からです。

基礎調査票と評価シートの使い方

調査のねらい

この調査は、青年・成人を対象にしています。ここでいう青年とは、高校生以上です。各自の行動の状況を把握し、日常生活をサポートするためのものです。

調査の結果により、発達障害としての対応が必要な人を把握することができます。大学、職場、家庭でぜひ活用してください。

実施する人

本人あるいは本人のようすをよく知っている人が記入してください。家族、職場の同僚や上司、大学の同級生や仲間などが該当します。ただし、本人がおこなう場合、結果を想定して記入を調整しないよう、最初の印象を速やかに記入するよう、注意してください。本人が家族などと話し合って記入できると、さらによいでしょう。

上司や家族など、複数の人に記入してもらうと、多面的に検討することもできます。

実施するとき

1回だけでなく、経過に伴って適宜実施してかまいません。大人でも成長しつづけます。この調査をおこなうことをきっかけに、発達障害に気づき、変わることもおおいにあります。

問題点や対応の効果を見るために、間をおいて何度か実施し、前回の結果と比較することもできます。

結果を見るうえでの注意点

このシートは発達障害の診断をするためのものではありません。個々の能力や発達に合わせ、成長を促し、適切な対応をおこなうためのシートです。

これで個人のすべてがわかるわけではなく、あくまでもひとつの目安にすぎませんが、比較検討し、本人も周囲の人も、できることはどんどん実践しましょう。

結果が深刻なとき

結果が深刻なときには、専門医に受診することも考えます。しかし、大人の発達障害を診断できる医師はまだまだ少ないのが現状です。受診を待つ間に時間は過ぎていきます。まずは評価シートの結果を見て、弱点をつかみ、対応することをおすすめします。たとえ発達障害ではなかったとしても、弱点をカバーすることは、役に立つでしょう。

一方、発達障害以外の原因が隠れていることもあります。P14〜16で解説した精神疾患などのほか、たとえば、以下のような検査を受けたほうがいい場合もあります。

①耳鼻科の検査——聴覚に疾患や障害があり、人の話が聞きとれないためにコミュニケーションに支障が出ていないかを調べます。

②理学的検査——脳波、CT(コンピュータ断層撮影)、MRI(磁気共鳴画像)などの検査で、脳に損傷や疾患がないかを確認します。脳の疾患で行動や情動・感覚に支障が出ることもあるからです。

調査と記入の順序

❶ 基礎調査票を記入する

項目は全部で15項目あります。P20には1項目、以下1ページに2項目ずつ掲載してありますので、全部で8ページが基礎調査票です。

設問にあてはまる答えを1～5から選び、○をつけてください。
答えにくいものは、とばしてかまいません。

基準のスケールは奇数ページの右上にあげてあります。

❷ 合計点数を計算する

○をつけた数字の点数を合計します。

❸ 平均点数を計算する

記入した設問数で合計点数を割り、平均点を出します。小数点以下第2位を四捨五入。

❹ 評価シートに記入する

実施日、年齢などを記入します。
記入者は、本人との関係も記入します。

③の平均点をP29の表に転記します。
表の数字を記入して線で結び、完成させます。
そのほかに気づいたことを文章で記入します。

❺ 比較検討する

評価シートと基礎調査票の各項目を見比べると全体が読み取れ、今後の対応策が立てやすくなります。

❻ 実例を参考に対応策を立てる

P30以降に実例を6つあげてあります。ぴったり同じものはないでしょうが、対応策を考えるための参考になればと思います。

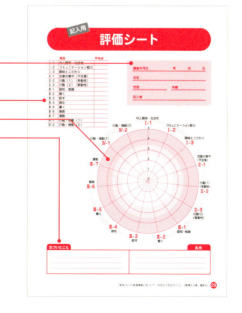

社会性と行動に関する基礎調査票

調査年月日　　　　　　　氏名

性別　　　　　年齢　　　　　記入者

I-1 対人関係・社会性

1	視線、表情や身振りなどでの人とのやりとりがうまくできない	1	2	3	4	5
2	友達をうまくつくれない	1	2	3	4	5
3	趣味などを人と一緒に楽しむことが少ない	1	2	3	4	5
4	人の気持ちや意図するところがよくわからない	1	2	3	4	5
5	人とかかわりをもつことはなるべく避けたい	1	2	3	4	5
6	あまり周囲のことに関心がない	1	2	3	4	5
7	集団行動や人との共同作業は苦手である	1	2	3	4	5
8	常識がないほうだと思う	1	2	3	4	5
9	友達といるよりひとりでいることのほうが多い	1	2	3	4	5
10	がんこで協調性がないと思う	1	2	3	4	5

合計	平均点

『新版 大人の発達障害に気づいて・向き合う完全ガイド』（黒澤礼子著、講談社）

1	まったくあてはまらない	4	かなりあてはまる
2	あまりあてはまらない	5	ひじょうにあてはまる
3	ややあてはまる		

I-2 コミュニケーション能力

1	他人と話をすることが苦手である	1	2	3	4	5
2	球技やゲームなど、友達と一緒にする遊びは苦手である	1	2	3	4	5
3	自分の気持ちをうまく言葉で表現することが難しい	1	2	3	4	5
4	会話がかみあわないと言われることがある	1	2	3	4	5
5	場の雰囲気や状況、相手の気持ちを理解して話をしたり、行動することが難しい	1	2	3	4	5
6	冗談やいやみ（皮肉）、作り話などがよくわからず、言葉通りに受け止めてしまう	1	2	3	4	5
7	場面に合った対応や話し方ができない（ていねいすぎたり、くだけすぎたり、乱暴な話し方だと言われたりする）	1	2	3	4	5
8	相手が困惑するようなことも配慮しないで言ってしまう	1	2	3	4	5

合計	平均点

I-3 興味とこだわり

1	興味の範囲が限られており、極端に熱中するものがある	1	2	3	4	5
2	自分なりの習慣や手順があり、絶対に変えたくない（生活上の決まり、物の置き場所など）	1	2	3	4	5
3	手をふったり、首をひねったり、くせになっている動きがある	1	2	3	4	5
4	物の一部、体の一部などの感触が好きで、いつもさわっている	1	2	3	4	5
5	同じ質問をしつこく何度もくり返すことがある	1	2	3	4	5
6	とても興味がある分野があり、その分野の知識には自信がある（電車、駅名など）	1	2	3	4	5
7	小さいときから偏食があり、今でも好き嫌いが激しい	1	2	3	4	5
8	音や光、臭いなどに敏感なところがあり、気になる	1	2	3	4	5
9	急な予定変更やふだんと違うことが起きると、ひどく混乱する	1	2	3	4	5
10	新しい環境や集団に入ると、慣れるまで時間がかかり、とても不安だ	1	2	3	4	5

合計	平均点

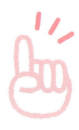

II-1 注意の集中

1	不注意によるミスをくり返すことが多い	1	2	3	4	5
2	自分に話しかけられていると気づかないことが多い	1	2	3	4	5
3	やるべき仕事や家事を最後までやりとげられないことが多い	1	2	3	4	5
4	仕事や家事を順序立てて計画的におこなうことが苦手である	1	2	3	4	5
5	持ち物を忘れたりなくしたりすることが多い	1	2	3	4	5
6	気が散りやすく、話し声やまわりの音などに気をとられやすい	1	2	3	4	5
7	人との約束や、やらなくてはいけないことを忘れたりすることが多い	1	2	3	4	5
8	やることが雑であると思う	1	2	3	4	5
9	遅刻が多いなど、時間通りに行動できない	1	2	3	4	5
10	整理整頓が苦手で、きちんと片づけができない	1	2	3	4	5

合計	平均点

II-2 行動(1)

1	いつも、手足や体がもぞもぞ動いている	1	2	3	4	5
2	静かにじっと座っていることが苦手である	1	2	3	4	5
3	行動が落ち着かないほうだ	1	2	3	4	5
4	静かにとりくむ趣味などは苦手である	1	2	3	4	5
5	じっとしていることができず、せわしなく動いてしまう	1	2	3	4	5
6	よくしゃべると言われる	1	2	3	4	5
7	静かにしなければいけないときに、騒いだりはしゃいだりしてしまう	1	2	3	4	5
8	じっと立っているなど、同じ姿勢を長く保つことが苦手である	1	2	3	4	5

合計	平均点

1 まったくあてはまらない	4 かなりあてはまる
2 あまりあてはまらない	5 ひじょうにあてはまる
3 ややあてはまる	

II-3 行動（2）

1	相手の話が終わらないうちにしゃべってしまう	1 2 3 4 5
2	列に並んだり、順番を待つことが苦手である	1 2 3 4 5
3	他人の会話ややっていることに割り込み、注意されることがある	1 2 3 4 5
4	がまんすることが苦手である	1 2 3 4 5
5	友達や家族など周囲の人とのトラブルが多い	1 2 3 4 5
6	したいことや思いついたことをすぐに行動に移してしまう（衝動買いなど）	1 2 3 4 5
7	人によくちょっかいを出すと思う	1 2 3 4 5
8	自分勝手な行動が多いと思う	1 2 3 4 5

合計	平均点

III-1 認知・推論

1	いろいろなことを正しく覚えられない。覚えてもすぐ忘れる	1 2 3 4 5
2	「どうして」や「なぜ」ということを考えるのはめんどうだ	1 2 3 4 5
3	目的にそって行動を計画したり、修正したりすることが苦手だ	1 2 3 4 5
4	早合点や飛躍した考え方をすることが多い	1 2 3 4 5
5	ものごとをじっくり考えることができない	1 2 3 4 5
6	同時にいくつもの課題をこなすことが苦手だ	1 2 3 4 5

合計	平均点

III-2 聞く

1	人の話の要点を正しく聞き取ることができない	1	2	3	4	5
2	話の流れがよく聞き取れず、ついていけないことがある	1	2	3	4	5
3	同時にいくつかのことを言われると、聞き漏らしがある	1	2	3	4	5
4	個別に言われると聞き取れるが、集団場面ではよく聞き取れない	1	2	3	4	5
5	人の話を聞いていないと言われることがある	1	2	3	4	5
6	聞いていても、すぐ忘れる	1	2	3	4	5

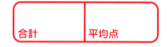

合計	平均点

III-3 話す

1	話すときの、声のトーンや抑揚が乏しく、不自然である	1	2	3	4	5
2	適切な速さで話すことができない（たどたどしい、早口すぎるなど）	1	2	3	4	5
3	言葉につまったり、話ができなくなることがある	1	2	3	4	5
4	思いつくままに話すなど、筋道の通った話をすることが難しい	1	2	3	4	5
5	なにが言いたいのかわからないと言われることがある	1	2	3	4	5
6	一方的に、自分の話したいことだけを話すことが多い	1	2	3	4	5

合計	平均点

1 まったくあてはまらない	4 かなりあてはまる
2 あまりあてはまらない	5 ひじょうにあてはまる
3 ややあてはまる	

Ⅲ-4 読む

1	どこを読んでいたか、わからなくなることがある	1 2 3 4 5
2	長い文章を読むのは苦手である	1 2 3 4 5
3	となりの行を読んだり、同じところをくり返し読んだりする	1 2 3 4 5
4	本を読むスピードが人よりかなり遅いと思う	1 2 3 4 5
5	言葉を抜かしたり、語尾を変えるなど自分勝手に読むことが多い	1 2 3 4 5
6	なにが書いてあるのか、何度も読まないとわからない	1 2 3 4 5

合計	平均点

Ⅲ-5 書く

1	誤字・脱字が多い	1 2 3 4 5
2	手紙や報告書など長い文章を書くのが苦手である	1 2 3 4 5
3	乱雑な読みにくい字を書いている	1 2 3 4 5
4	漢字を書くとき、筆順がかなり違っていたり、偏とつくりが逆になったりする	1 2 3 4 5
5	字の大きさが大きすぎたり（小さすぎたり）、筆圧が強く濃すぎたり（薄すぎたり）する	1 2 3 4 5
6	黒板などを見ながら書き写すことが苦手で、時間がかかる	1 2 3 4 5

合計	平均点

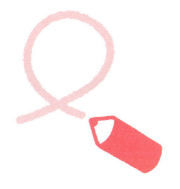

Ⅲ-6 算数

1	簡単な計算が暗算でできない	1 2 3 4 5
2	くり上がりやくり下がりの計算をするのに、とても時間がかかる	1 2 3 4 5
3	計算式の意味がわからなくなることがある（掛け算、割り算、分数式など）	1 2 3 4 5
4	面積、体積を出すなどの図形の問題が苦手	1 2 3 4 5
5	文章問題を解くのが苦手で、計算の式が立てられない	1 2 3 4 5
6	時間などの計算ができない	1 2 3 4 5

合計	平均点

Ⅲ-7 運動

1	体のバランスをとるのが苦手である（片足立ち、平均台など）	1 2 3 4 5
2	走ったり跳んだりするとき、動きが不自然である（ぎくしゃく、ぐにゃぐにゃする）	1 2 3 4 5
3	全身を使った運動が苦手である（なわとび、鉄棒、キャッチボールなど）	1 2 3 4 5
4	リズムをとることがじょうずにできない（リズム感がない）	1 2 3 4 5
5	小さいころから体育がとても苦手だった	1 2 3 4 5
6	手先が不器用で細かい作業がうまくできない（針に糸を通したり、小さいボタンをはめるなど）	1 2 3 4 5

合計	平均点

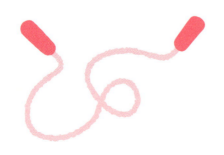

1	まったくあてはまらない	4	かなりあてはまる
2	あまりあてはまらない	5	ひじょうにあてはまる
3	ややあてはまる		

Ⅳ-1 行動・情動（1）

1	思うようにならないとかんしゃくを起こす	1	2	3	4	5
2	他人と口論になることが多い	1	2	3	4	5
3	指示や規則にしたがわないことが多い	1	2	3	4	5
4	他人をイライラさせることが多い	1	2	3	4	5
5	ものごとがうまくいかないのは、他人のせいだと思う	1	2	3	4	5
6	なんとなくいつもイライラしている	1	2	3	4	5
7	なにかと腹が立ち、怒ることが多い	1	2	3	4	5
8	相手がいやがっていることでもしつこくくり返し、やめられない（悪口を言うなど）	1	2	3	4	5
9	気分にむらがあり、ちょっとしたことで興奮したり落ち込んだりする	1	2	3	4	5
10	気に入らないと暴言を吐いたり、おどしたりしてしまう	1	2	3	4	5
11	気に入らないと、物を投げたり壊したり、乱暴なふるまいをする	1	2	3	4	5
12	家族や周囲の人に、暴力をふるうことがある	1	2	3	4	5

合計		平均点	

Ⅳ-2 行動・情動（2）

1	チックのような症状がある（顔をしかめる、首をふる、声が出るなど）	1	2	3	4	5
2	神経質で極端に緊張しやすい	1	2	3	4	5
3	気がつくと、自分の体を傷つけるようなことをしている（頭をたたく、髪を抜くなど）	1	2	3	4	5
4	気力がわかず、ボーッとすることが多い	1	2	3	4	5
5	家から外に出たり、人とかかわることがいやになることがよくある	1	2	3	4	5
6	恥ずかしいからやめなさいと言われることがよくある（服装、行動など）	1	2	3	4	5
7	気になって同じことを何度もしてしまうことがある（手を洗う、鍵の確認など）	1	2	3	4	5
8	お金の感覚が他人にくらべ、ルーズだと思う（使い方、貸し借りなど）	1	2	3	4	5

合計		平均点	

評価シートの解説と見方

調査項目を大きく4つに分類

発達障害の傾向を見るために、その障害の特性に合わせ、設問も4つの分野に分けています。

> 評価シートの結果を見て気になる項目と、基礎調査票で高い数値に○をつけた項目の設問を比較すると、より正確に状況が把握できます。

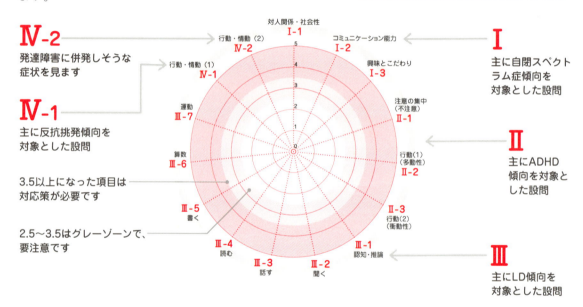

IV-2 発達障害に併発しそうな症状を見ます

IV-1 主に反抗挑発傾向を対象とした設問

3.5以上になった項目は対応策が必要です

2.5〜3.5はグレーゾーンで、要注意です

I 主に自閉スペクトラム症傾向を対象とした設問

II 主にADHD傾向を対象とした設問

III 主にLD傾向を対象とした設問

回答は5段階方式です。表記には合計得点、あるいは100点表記に換算する方法などがありますが、記入を容易にするために、平均点表記としました。また、専門機関への紹介が必要か否かの見極めには、今後多数の例を用いて基準値を決めていくことが必要と考えています。

参考までに、現在までに調査した約220名の方々の各項目の平均点は、すべて1.6〜2.5点の間に位置しています。以前おこなった子どもの調査（1.2〜1.7点）にくらべ、大人のほうが平均点が少し高くなっています。

行動や性格特性を見る

実例からわかりますが、誰でもさまざまな特徴を複合的にもっているのが普通です。すでに医療機関で診断されている人でも、調査票の結果を評価シートに記載してみると、その特性が障害名から考えられる項目だけではないことがわかります。

誰もがもっている行動や性格特性が、どのくらいの強さで現れているのかを把握して、今後の対応を考えていくうえでの、判断の目安としてください。

評価シート

項目		平均点
Ⅰ-1	対人関係・社会性	
Ⅰ-2	コミュニケーション能力	
Ⅰ-3	興味とこだわり	
Ⅱ-1	注意の集中（不注意）	
Ⅱ-2	行動（1）（多動性）	
Ⅱ-3	行動（2）（衝動性）	
Ⅲ-1	認知・推論	
Ⅲ-2	聞く	
Ⅲ-3	話す	
Ⅲ-4	読む	
Ⅲ-5	書く	
Ⅲ-6	算数	
Ⅲ-7	運動	
Ⅳ-1	行動・情動（1）	
Ⅳ-2	行動・情動（2）	

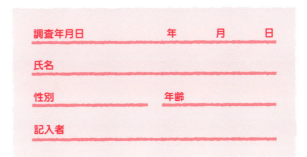

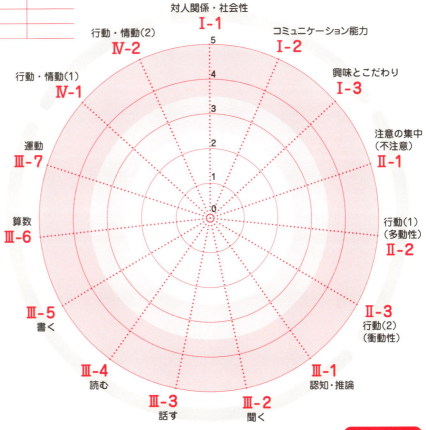

気づいたこと

長所

『新版 大人の発達障害に気づいて・向き合う完全ガイド』（黒澤礼子著、講談社）

6つの実例に見る状況と気づき

これらの実例は、個人情報保護のため、いくつかのケースを組み合わせたものです。

実例①

33歳女性
別れたDVの夫（38歳）は発達障害だったのかもしれない

相談 ● 小学2年生の男の子の母親です。子どもの言動が気になり相談にきました。彼女と息子は二人きりの母子家庭です。夫から母子への激しい暴力に耐えかね、息子に悪い影響を与えたくないと2年前に家を出たのです。

かつての状況 ● 当時、夫は執拗に妻の行動を監視し、日に何度も携帯ではなく家に電話をかけ、電話に出ないと携帯のGPS機能を使って居場所を確認するなどしました。

夫婦とも大学を卒業し、夫は有名企業に勤務しています。妻は結婚後は専業主婦でしたが、子どもが大きくなったのでパートに出たところ、夫の監視が始まりました。

もともと干渉的な人でしたが、しだいに度をこして嫉妬深くなり、暴力も出はじめました。ささいなことで切れやすく、帰宅時に食事ができていないと怒鳴りつけ、髪をつかんで引きずりまわしたり蹴ったりが日常茶飯事でした。怒りはじめると止まらず、準備したおかずを投げつけられることもあり、逃げ出せば、風呂場の戸を蹴破って追いかけられ、湯船に頭を沈められたとのことに、言葉を失いました。

暴力は妻だけではなく、子どもにも向けられました。朝なかなか起きないからと頭をなぐり、おしりを何度も蹴り、そこにあったハンガーでなぐりつけるなど、止まらなくなります。あまりのことに、母親が割って入ると今度は怒りが母親に向かい、かえってエスカレートします。父親が帰宅すると、母子ともに緊張し顔色が変わる毎日でした。

ついに、意を決して家を出て、女性センターに保護を求めました。その後夫とは、弁護士を立てて話し合い、時間がかかりましたが、離婚がようやく成立しました。

息子の状況 ● しかし皮肉なことに、そんな思いまでして連れて逃げた息子が、最近父親とそっくりの言動をとるようになり、途方にくれているというのです。

朝は苦手で、起こすとひじょうに機嫌が悪く、怒りはじめます。いつも学校には遅刻、着くまでに異常に時間がかかります。授業中に頻繁に立ち歩き、注意されても意に介さず、席に着かせようと体にさわると目の色が変わり怒りはじめます。友達とふざけているうちにも、エスカレートするとほうきで相手をたたく、つかみかかるなど加減を知らず、興奮すると窓枠に飛びのる（3階）、床に寝転がるなどの危険な行動が目立ちました。最近は友達の持ち物でも勝手に持ってきてしまい、衝動をがまんできません。

父親も、その場の雰囲気や人の気持ちがわからず、思うようにならないとがまんできないところがありました。ちょっとしたことにも切れやすく常にイライラしていました。仕事はできるほうなので、職場では一目おかれ

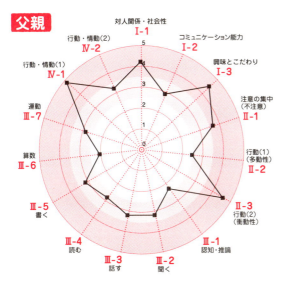
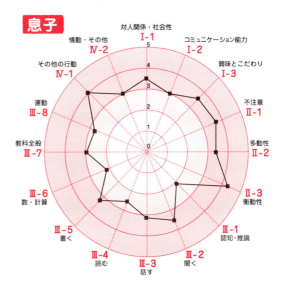

項目	平均点	項目	平均点
Ⅰ-1 対人関係・社会性	4.2	Ⅲ-3 話す	3.2
Ⅰ-2 コミュニケーション能力	2.9	Ⅲ-4 読む	2.8
Ⅰ-3 興味とこだわり	4.5	Ⅲ-5 書く	3.1
Ⅱ-1 注意の集中（不注意）	3.7	Ⅲ-6 算数	2.0
Ⅱ-2 行動(1)（多動性）	2.5	Ⅲ-7 運動	2.8
Ⅱ-3 行動(2)（衝動性）	4.6	Ⅳ-1 行動・情動（1）	4.8
Ⅲ-1 認知・推論	2.3	Ⅳ-2 行動・情動（2）	3.2
Ⅲ-2 聞く	3.2		

項目	平均点	項目	平均点
Ⅰ-1 対人関係・社会性	3.5	Ⅲ-3 話す	3.1
Ⅰ-2 コミュニケーション能力	3.0	Ⅲ-4 読む	2.6
Ⅰ-3 興味とこだわり	3.6	Ⅲ-5 書く	3.2
Ⅱ-1 不注意	3.7	Ⅲ-6 数・計算	2.1
Ⅱ-2 多動性	3.4	Ⅲ-7 教科全般	2.9
Ⅱ-3 衝動性	4.3	Ⅲ-8 運動	2.7
Ⅲ-1 認知・推論	2.1	Ⅳ-1 その他の行動	4.0
Ⅲ-2 聞く	3.5	Ⅳ-2 情動・その他	3.0

ていましたが、思ったことは歯に衣着せず言ってしまうため、嫌われている部分も多かったようです。

シート記入 ● 父親と息子の調査票を母親に記入してもらったところ、上記のような結果でした。父親の評価をみると、Ⅰ-1、Ⅰ-3から自閉スペクトラム症傾向が強く、Ⅱ-3の衝動性も高い数値です。Ⅲの項目は数値が低いので、学力的には標準だと思われます。こだわりが強いため、妻子に支配的な行動をとります。息子のほうの評価をみると、自閉スペクトラム症傾向とADHD傾向の両方の特性があります。

息子の行動がエスカレートして危険なため、母親に説明して児童精神科を受診してもらいました。自閉スペクトラム症の診断でしたが、ADHDの症状もあり、コンサータを処方されました。

経過 ● 幸い薬の効果が出て、なんとか落ち着くことができ、状況は改善されました。

朝はかなり起こしやすくなりました。また、毎日連絡帳に学校に着いた時刻を担任に記入してもらいました。間に合うように行かなければいけないという意識が育ってきたようです。最近では、遅刻もなくなりました。

父親も、もっと早く自身の状況に気づき病院を受診していれば、家族にこのような暴力をふるうこともなく、妻子を失わなくてもすんだのではないかと思われます。

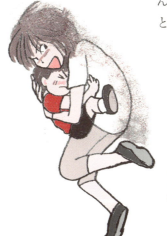

これ以上、子どもにつらい思いはさせたくないと、夫の暴力から逃れたのだが……

息子の調査票は『発達障害に気づいて・育てる完全ガイド』使用

実例②

35歳女性
うつ病の治療を続けていたが自閉スペクトラム症と思われる

相談 ● 年長児（5歳）と3歳の女の子の母親です。色白で顔立ちの良い女性ですが、視線が合わないところがあり、表情はぼんやりしている印象でした。いつも周囲に不満をもち、ひんぱんに相談に訪れていました。

当初の相談は、自分には友達ができないということでした。公園で遊ぶママ友達が自分を仲間はずれにするというのです。相談室の隣に遊びの広場があるのですが、見ていると、子どもを遊ばせながらもぼんやりと座っていて、自分から周囲の母親たちに話しかけるようすは見られませんでした。

話を聞いていくと、夫とは年が離れており、仕事が忙しく帰ってきてもあまり会話がないこと、夫の家族とはうまくいっていないこと、中学生のころからうつ病などの持病があり精神科に長く通っていること、実家の母は厳しい人で、いつも自分のことを怒っており、あちらこちらの病院を連れまわされたことなど、これまでの状況がわかってきました。

体の症状 ● 彼女には中学生のころから勝手に腕が動く奇病があり、それがあるがゆえにクラスで仲間はずれにされ、いじめにあっていたそうです。

たしかに、話をしながら彼女の腕がびくっびくっとかなり大きく動くのが見られました。本人は治らない病気とあきらめていましたが、治療可能なものではないかと思い、総合病院での検査をすすめました。

結果的に2ヵ所の病院をまわり、ミオクローヌスというてんかんの一種とわかりました。

さっそく治療をおこない、発作はぴたりとおさまりました。今まで20年間それがわからず、彼女はいじめや差別を受けてきたのです。このことだけでも、もっと早く治療ができていたら、友達ももう少しつくれたのではないかと思います。

本人のようす ● もうひとつ気になるのは、いろいろと不満を訴えるのですが、自分が気になっていることばかりを何度も話すことです。かかりつけの病院の受付の態度が悪く抗議したことをいつまでも話したり、かなり以前に幼稚園の先生が娘の名前を間違えて書いたことを、何度も何度も訴えるのです。会話が広がらず、それも友達ができない要因と思われました。

また、次女が1歳のころ、風邪をひいて病院に行った際に、太ももに手でたたかれた痕がくっきりと残っており、病院から児童相談所に通報がいったことがあったのもわかりました。かっとすると我を忘れるところがあるようです。

その後転居し、新しいところで生活が始まりましたが、やはり友達ができなくて寂しかったようです。ときどき子どもの友達に、目の前でアニメのキャラクターを描いてみせたりすると、喜んでくれると話していました。フリーで描いているのに、とてもじょうずだったようです。

いつも、突然予約もせず相談に来るので、私が相談中で他の相談員が声をかけても、気に入らない人だと無視して帰るなど、好き嫌

いがはっきりしています。

彼女はうつ病という診断でずっと精神科に通い、薬も出してもらっています。しかしその効果はあまり見られないようで、状況から考えると、自閉スペクトラム症ではないかと思われました。

シート記入 ● 調査票に記入してみると、Ⅰ-1対人関係・社会性が4.6、Ⅰ-2コミュニケーション能力が4.0、Ⅰ-3興味とこだわりが3.7と、自閉スペクトラム症の特性がはっきりと感じられます。夫の家族とうまくいかなかったり、友達がほしくてもなかなか友達をつくることができなかった理由のひとつが、ここにあったのです。また、Ⅱ-3行動（2）は衝動性をみる項目ですが、3.9と数字が大きく、感情のコントロールが苦手なところがわかりました。

彼女の子ども時代には発達障害の専門医があまりいなかったと思われるので、当時、わからなかったのは無理もないでしょう。しかし、中学時代から現在に至るまでの長い期間、発達障害に気づかず、うつ病の治療が漫然と続いていたのは残念なことです。

大人の発達障害の相談機関は少ないのですが、発達障害にくわしい精神科を受診すること、発達障害者支援センターで相談することなどをおすすめしました。

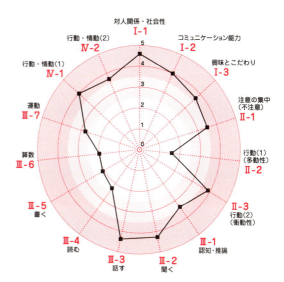

項目		平均点	項目		平均点
Ⅰ-1	対人関係・社会性	4.6	Ⅲ-3	話す	4.4
Ⅰ-2	コミュニケーション能力	4.0	Ⅲ-4	読む	2.3
Ⅰ-3	興味とこだわり	3.7	Ⅲ-5	書く	2.1
Ⅱ-1	注意の集中（不注意）	3.5	Ⅲ-6	算数	2.0
Ⅱ-2	行動(1)（多動性）	1.6	Ⅲ-7	運動	2.8
Ⅱ-3	行動(2)（衝動性）	3.9	Ⅳ-1	行動・情動(1)	4.0
Ⅲ-1	認知・推論	3.4	Ⅳ-2	行動・情動(2)	3.7
Ⅲ-2	聞く	4.3			

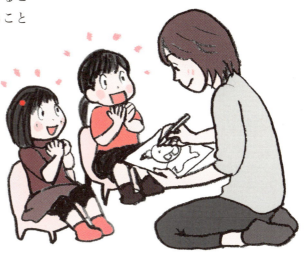

アニメのキャラクターを描いてみせるなど、子どもたちと遊ぶのは楽しかったという

実例 ③

職場の上司
部下の男性（38歳）を専門機関につなげたい

相談 ● ある職場の係長が、部下の仕事のしかたがどうも腑に落ちない、専門家に相談したいと来所されました。

当初のようす ● 彼が職場に配属されてきたときの印象は、眼鏡をかけた少し陰気な感じの無口な男性でした。髪は長めで肩まであり、ときには後ろでまとめていることもあります。前髪も長く、下を向くとばさりと顔が見えなくなります。服装は地味ですが、ときどき真っ赤なジャンパーなどを着てきます。

無精ひげも目立つ彼は接客には向かない、と係長は判断し、内部の事務的な仕事を任せることにしました。

勝手な判断 ● もくもくと前任者の残した資料をチェックしていましたが、「ひどいですね。これは。古いものばかりだ」と突然資料をゴミ箱にばさっと捨ててしまい、周囲の者を啞然とさせてしまいました。資料には古くても大事なものも含まれているので、係長は「自分の判断で処理せず私に相談するように」と話し、ゴミ箱から回収しましたが、彼は強引に処分を主張しました。

賞味期限や使用期限をとても気にして、1日でも過ぎると許せず、過ぎたものはどんどん捨ててしまいます。買い置きの文具がいつのまにか捨てられていたり、どうせ捨てるものだからと持ち帰ったりしてしまうので、周囲から誤解されることもありました。

融通がきかない ● 今年の夏は節電だからと言うと、どんどん電気を消してまわり、仕事に差しさわるからと言っても頑としてききませ

ん。新人にもかかわらず、強引に主張するため、次第に周囲の職員から冷たい目を向けられるようになりました。

謝らない ● 人には厳しく注意するのに、自分自身は出勤時間を守らず遅刻します。しばしば地下鉄が遅れたからなどと言いますが、「見え透いた言い訳だ」と周囲の人には言われています。

仕事中もとても眠いようで、ふと見ると下を向いて寝ているということもよくありました。先日などは昼休みに食事に出て、いつまでも帰らず大さわぎになりましたが、どうも倉庫で寝ていて寝過ごしたようです。でも、必ず言い訳をして、謝るということがありません。そのくせ、打ち合わせの時間が少しでも延びると「時間です」などと、大きな声で指摘するので、係長は内心穏やかでないこともたびたびありました。自分が正しいと思うことは譲らず、エスカレートしてしまうと声も大きくなり、表情も変わってしまいます。

相手の気持ちがわからない ● いったん説明されたことでも、納得しないと何度も蒸し返し、そのつど作業が滞ってしまうので、周囲もうんざりしてしまいます。

先日は、たまたま誰もいなかったときにかかってきた電話をとってしまい、大事な得意先にとても横柄な物言いで高圧的だったようで、相手をすっかり怒らせてしまいました。電話は出なくてもいいと言われていたのですが、自分も出たかったようです。なぜ相手が怒ったのかわからず、相手が悪いと興奮して

しまいます。周囲もどう対応してよいかわからず、なるべくかかわりあいにならず、そっとしておこうという雰囲気になりました。

仕事が溜まって皆がたいへんでも、自分だけさっさと帰ってしまい、具体的に手伝うよう指示しないと自分から手伝いを買って出るということは一切ありません。言われなければ何をしたらよいのかわからないようです。

皆で食事に行っても、出てきた料理を人数割りして食べるということがわからないので、どうぞと言われれば、好きなものは人の分までどんどん食べてしまい、ひんしゅくを買うこともあります。

会話ができない ●話をするときは、視線を合わせなければと思っているのか、不自然なぐらい相手の目を凝視します。あまり笑顔がないので、機嫌が悪いのかと心配すると、意外にそうでもないようです。

部長のおもしろくない話を同僚が「結構なお話をありがとうございました」と言ったところ、くだらない話に結構なお話とは何事だと突然怒りだしたりします。社交辞令がわかりません。言葉を字義通りに受け止めてしまいます。

反論するとエスカレートし、徹底的に自分の正しさを主張し攻撃してきます。場所も時間も考えず、人前であろうと気にせず大声で２時間くらいは平気で罵倒します。ひどいときにはなぐりかからんばかりの勢いになるので、周囲も辟易してしまいます。上司であろうと遠慮するということがないので、度々の異動の原因になっているようです。

周囲から見るとかなり気になるのですが、本人に気づきがありません。なんとか自分自身に気づいてもらいたいというのが周囲の本音です。係長も彼を心配し、専門の相談機関につなぎたいと思っています。

シート記入 ●係長が基礎調査票に記入してみ

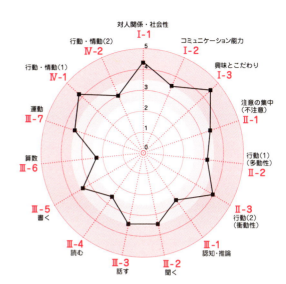

項目	平均点	項目	平均点
Ⅰ-1	対人関係・社会性	4.2	Ⅲ-3	話す	3.5
Ⅰ-2	コミュニケーション能力	3.5	Ⅲ-4	読む	2.6
Ⅰ-3	興味とこだわり	4.5	Ⅲ-5	書く	3.4
Ⅱ-1	注意の集中（不注意）	3.5	Ⅲ-6	算数	2.3
Ⅱ-2	行動(1)（多動性）	3.2	Ⅲ-7	運動	3.5
Ⅱ-3	行動(2)（衝動性）	4.0	Ⅳ-1	行動・情動（1）	4.2
Ⅲ-1	認知・推論	2.8	Ⅳ-2	行動・情動（2）	3.0
Ⅲ-2	聞く	3.5			

たところ、自閉スペクトラム症の特性が強く見受けられました。次回は本人にも同行してもらい、「本人が職場で困っていること」を伺い、気づきをうながしていきたいと思います。

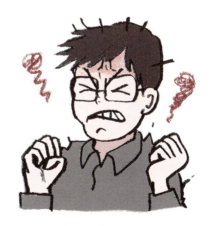

社交辞令がわからず、いきなり怒りだした

35

実例④

19歳の男子大学生
アスペルガー症候群と診断されて以来、7年間の経緯

小中学校時代 ● 彼は、小学6年の3学期に、九州から今の場所に転校してきました。転校前に医療機関でアスペルガー症候群と診断されています。12歳のころです。

転校早々は学校になじめず、不登校になりましたが、4月の中学校入学を機に、本人も登校の努力をするようになりました。しかし、なかなかスムーズに登校できず、学校を休む日が多くなり、このままでは完全に不登校になってしまうと心配した母親が、本人を連れて、相談にきました。

本人と話してわかったのは、朝なかなか起きられないこと、目が覚めたときに、7時50分を過ぎていると学校に行く気がなくなることでした。まだ間に合う時間なのに、学校に行く気がなくなるのは、その時刻を過ぎると通学路に同級生がぞろぞろ出てきて、顔を合わせなくてはならなくなり、それが、彼にとって最大の難関だったからでした。

その他にも、休み時間が苦痛であることや、みんなが自分のことに注目している気がすることも、学校に行きたくない理由でした。彼には、咳払いや足踏みなどの「チック」があったからです。

そこで母親は彼と相談し、朝は同級生が登校する前に一番で教室に入るために、時刻を教えながら起こすことを決めました。また、同級生に話しかけられないように、休み時間は本を読むか寝たふりをして過ごすということも話し合ったそうです。

息子のようす ● 彼自身の会話のようすには、自閉スペクトラム症の徴候が多く見受けられました。話していても視線が合わず、表情がなく、言葉づかいが妙にていねいです。マイペースで、会話がかみ合いません。

手先の不器用さが目立ち、ワイシャツのボタンがうまく外せず、たびたび引きちぎってしまい、最後はマジックテープにしたとのことでした。筆圧が強いせいもあり、シャープペンシルは芯ではなく軸を折って使い物にならなくしてしまいます。力のコントロールができないせいなのか、チックのせいなのか、シャープペンシルで何度も机を突き刺してしまうようです。

感情や力のコントロールができず、ささいなことで突然怒り、母親や弟を追いまわし、なぐったりします。興奮すると、しばらくは止まらないので、母親は息子のようすが悪化すると、携帯と財布を持って外に飛び出し、しばらく外にいます。外までは追いかけてこないのです。ころあいを見て帰ると、息子は何事もなかったかのように迎えるそうです。

当時、部屋の中はドアのガラス、テレビの液晶パネルなど、透明なものがことごとく割られていました。壊さずにはいられない衝動にかられるようでした。

薬物療法 ● その後、都立U病院児童精神科を受診しました。衝動性を抑えるために、リスパダールを処方され、また、トゥレット症候群（複合チック）があるため、そちらの薬も服用しました。その結果、怒りとチックはかなり改善されました。また、両親は、家族の

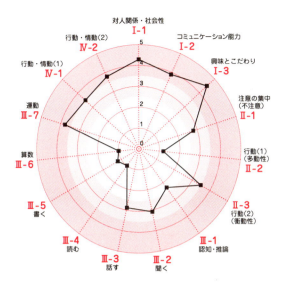

項目		平均点	項目		平均点
Ⅰ-1	対人関係・社会性	4.3	Ⅲ-3	話す	2.9
Ⅰ-2	コミュニケーション能力	3.9	Ⅲ-4	読む	1.0
Ⅰ-3	興味とこだわり	4.5	Ⅲ-5	書く	1.2
Ⅱ-1	注意の集中（不注意）	2.8	Ⅲ-6	算数	1.0
Ⅱ-2	行動(1)（多動性）	1.2	Ⅲ-7	運動	3.8
Ⅱ-3	行動(2)（衝動性）	3.5	Ⅳ-1	行動・情動 (1)	3.5
Ⅲ-1	認知・推論	2.3	Ⅳ-2	行動・情動 (2)	3.8
Ⅲ-2	聞く	3.1			

対応のしかたを、臨床心理士に相談したり本を読んだりして工夫していたので、それもずいぶん役立ったと思われます。

　上記の基礎調査票の結果は現在の彼の状態です。Ⅰの数値が大きい一方でⅢ-4、5、6の数値が小さく、学力面の優秀さを感じさせます。WAIS-Ⅲ（ウェクスラー成人知能検査）の結果は、言語性IQが131、動作性IQが110と、大きな差がありました。

高校受験● 人づきあいの苦手な彼の将来を心配し、父親は彼の学力を高めようと、塾に通わせました。彼ひとりでは続かないので、父親が共に通い、学んだそうです。大勢の人と一緒に過ごすのは苦手なため、個人対応で数学・英語を学び、ついに全校で1位の成績になりました。そのかいあって高校にはみごと合格。しかも特待生で授業料免除の進学クラスに入ったのです。

高校時代● 友人のいなかった彼ですが、高校では学力向上の結果、クラスの友人との話題も増え、特に数学については周囲から一目置かれるようになりました。本人の得意な分野を鍛えて生かすことで、彼なりに居場所をみつけることができたのです。

　学校も、チックがひどいときは別室で試験を受けさせるなどの配慮をしてくれたので、彼にとって高校生活はなんとかスムーズにすごすことができました。その後、理数系の私立大学に進みました。

現在の状況● 大学はこれまでと学ぶスタイルが変わるので、最初はちょっと戸惑いました。カリキュラムをどう組み立てればいいのかわからなかったのです。それは、学生課に行って、発達障害の診断を受けていることを告げて相談することで解決しました。

　ただ、友達のつくり方がわからず孤立しがちなことや、緊張するとチックが出るので周囲の人に変に思われないかということをとても気にしています。気をつけないと不登校になってしまうので、これからも相談は続けていこうと思います。両親は就職ができるか心配していますが、将来は大学院に進み、数学の研究者になりたいというのが、彼の夢です。

　これは大人になってから気づいた例ではありませんが、コントロールできている発達障害として、紹介しました。

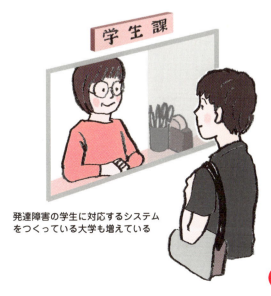

発達障害の学生に対応するシステムをつくっている大学も増えている

実例 ⑤

43歳の専業主婦
10歳の息子への対応は自分がいちばんわかっていた

相談●「わが子を見ていると、いろんなものに気が散り、動きはじめるのに時間がかかります」「そのくせ、注意されると今やるところだったと文句を言うので、私もついイライラしてしまうんです」「夫はお前の怒り方が悪いと言います。私も感情的に怒ってはいけないと思うんですけれど……」と、その母親は訴えてきました。

子どもへの拒否感がとても強くなっていると感じました。このままでは手をあげてしまいそうだと言いますが、じつはすでに手をあげているふしもあり、どこかに預けたいなどの言葉もひんぱんに出てきます。

今の状況は子どものためにもよくないと、くわしく聞くと、突然母親自身が、自分も発達障害ではないかと訴えはじめました。自分自身も幼いころ、母親に厳しく育てられ、なにかというとたたかれたり蹴られたりして育ったというのです。以下は彼女の話です。

子どものころの状況●「あれは虐待ではなかったかと思います。きょうだいのなかで自分だけがいつもひどく怒られていました。当時はなにがなんだかわからなかったけれど。

いつもぼんやりして、気づくと空想にふけっていたような気がします。けれど、母親が厳しく、時間に追い立てられっぱなし。言うとおりにしないと激しく怒鳴られるので、いつもびくびくしていました。できればなにもしないでぼーっとしていたかったのに。

学校に行くのもいやだったし、みんなの前で発表するのもいやだった。なにをやるにも自信がもてなかったのですが、母親からはわかっているくせに授業で手をあげないと叱られました。頭はそう悪くはなかったと思います。

計画を立てたり、整理整頓することが苦手です。宿題や試験勉強など、やらなければいけないことはわかっているのに、気づくとふだんはやらない部屋の片づけなどを始めて、結局間に合わなくなったりしていました。

学校へは母にたたき出されるようにして家を出ていたので、かろうじて遅刻はしないですんでいました」

大学時代●「大学に入り、ひとり暮らしをするようになったとたん、毎日遅刻の連続となりました。教授からも注意され、自分でも自己嫌悪におそわれ、なんとかしたいと思ったのですが、なおすことができません。誰かと待ち合わせても、必ず20分以上遅れてしまいます。途中から焦るけれど、間に合いません。20分早くすればいいと思って早めにスタートしても、今日は早いからと気がゆるむのか、結局、間に合わないのです。

特に午前中がとても体が重く、夏場はつらくて動けませんでした。普通に歩いている人が不思議なくらい体がだるいのです。なにもしないでじっとしていたかった。

出産してからは、ホルモンのバランスが変わったのか、少し楽になったようです」

現在の状況●「最近は以前からやりたかったバレーボールを始め、思い切り汗をかくようになったら、さらに体が軽くなったように思

います。以前の、なにをやるにも体が重い億劫さが少し消えたようです。

　家に人が来るのは大嫌い。ちらかっているので、家庭訪問などがあると大騒ぎになります。突然訪問されても、どうぞとは絶対に言えません。平気で招き入れる人の気が知れないし、いつも部屋の中がきれいな人はどうやって生活しているのか不思議です。

　きっと私は人づきあいの悪い変わり者だと思われているでしょうね。私は発達障害だったのかしら。思えば息子は私に似ているのかもしれない……」

シート記入　彼女に、基礎調査票に記入してもらいました。たしかに、全体に数値が3を超えているので、発達障害の可能性が感じられます。けれども今では結婚して、やさしい夫と幸せな家庭を築いています。

　私は彼女に質問しました。「あなたは当時発達障害だったかもしれません。それに気づかず、お母さんや周囲の人が厳しく対応したようですね。そのことについて、今どう思われますか?」

気づき　「私が、わざとのろのろしていたのでないことはわかってほしかったです。でも、発達障害だとわかったとしても、母の接し方が変わらなければ、なんにもならなかったでしょう。

　私の人生が変わったのは、夫と結婚してからです。夫は細かいところにとらわれない人で、私の長所をとてもほめてくれました。もちろん、時間が守れないなどの短所を指摘されることもありましたが、いつまでもしつこく怒るようなことはせず、さらりと終わりました。母に叱られつづけて育った私は、何事にも自分で判断できない自信のもてない大人でしたが、夫はなぜか私のすべてを認めてそのまま受け入れてくれました。

　失われていた自信が少しずつ育ちはじめ、

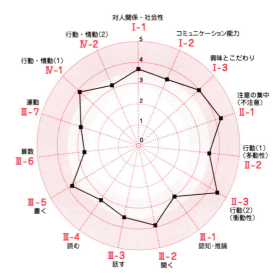

項目		平均点	項目		平均点
I-1	対人関係・社会性	3.7	III-3	話す	3.5
I-2	コミュニケーション能力	3.5	III-4	読む	3.2
I-3	興味とこだわり	4.0	III-5	書く	3.8
II-1	注意の集中（不注意）	4.3	III-6	算数	2.7
II-2	行動(1)（多動性）	3.5	III-7	運動	3.0
II-3	行動(2)（衝動性）	4.5	IV-1	行動・情動(1)	3.9
III-1	認知・推論	3.0	IV-2	行動・情動(2)	3.2
III-2	聞く	3.9			

自分から積極的にものごとにとりくめるようになったのです。私にもそんな力があったのです。自分で驚きました。

　発達障害があると指摘されるだけでは、きっと私はだめになっていたでしょう。できないことを障害のせいにして、努力することを放棄していたかもしれません。でも、発達障害に気づかなかったら、努力だけを求められても現実にはできないわけですから、失敗体験の積み重ねでつぶれてしまったでしょう。

　障害があると周囲がわかっていて、それは克服できることであり、このようにすればよいと焦らず少しずつ教えてくれれば、変わることができるのではないかと思うのです」

　ここまで話したとき、母親ははっと気づいたようです。わが子がどうしてほしいのか、どうしてあげたらよいのか、じつはいちばんよくわかるのは母親自身だったのです。

実例 ⑥

33歳女性
夫が発達障害かもしれないと相談。本人の努力で改善した

相談 ● わが子の状況を心配された母親からの相談です。長女は5歳の保育園児でしたが、気持ちの切り替えがうまくできないのが特徴でした。母親や保育士の指示がなかなか聞けず、しょっちゅうパニックを起こすということで相談を受け、自閉スペクトラム症の可能性をもつと思われました。しかし、その後、予告をする、具体的に指示するなどのかかわりの工夫をしていただいたところ、目に見えて改善しました。

お話をするなかで、母親は以前から父親自身について気になるところがあり、対応にひじょうに困っていることがわかりました。

夫の状況 ● 夫（33歳）は、5歳と2歳のわが子に、まるで大人と同じように接するとのことです。珍しく遊びの相手をしても、手加減をしようとは思わず、気にいらないことがあれば、しばしば大声で怒りはじめ、子どもを泣かせて台無しにするのです。

自分の空間にこだわりがあるため、妻が部屋に入ることも好まず、子どもが入り込んで大事にしているものにさわろうものなら、血相を変えて怒りはじめます。大声で「さわるな！　さわるな！　さわるな！　さわるな！」と同じ言葉をいつまでもくり返し叫び、子どもがおびえていようがいっさいおかまいなしです。妻は、自分に対してならまだ許せるが、2歳の子どもにまで同じように怒鳴りつけるのは耐えられないとのことです。

人ごみの中に出かけていくことをいやがり、家族一緒に出かけてもイライラしているのが明らかなので、楽しくありません。他人のペースに合わせなくてはいけないことが、とてもいやなようです。

自分がいちばん偉いと思っているので、家族は言うことを聞くのが当然、反論は許されません。

朝は特に機嫌が悪く、ぴりぴりしています。いつも決まったところに置いてある物がないと、大騒ぎになります。はさみや爪切り程度のものでも、この世が終わるのかというくらいの騒ぎ方をします。

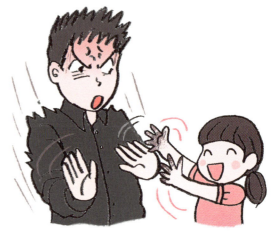

子どもがべたべたした手でさわろうものなら、突き飛ばさんばかりの勢いではねのける。土や砂が手や足につくことも大嫌いでパニックになる

以前の状況 ● 夫と知り合ったのは大学時代です。学生時代は受けをねらうところがあり、本人はおもしろいことをやっているつもりでも、周囲から見るとずれていて、変わった人という印象があったそうです。また、本人は

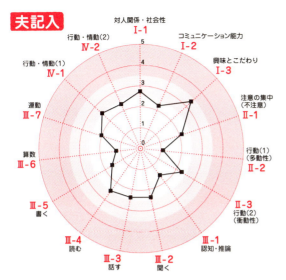

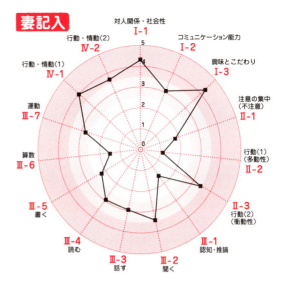

項目		平均点	項目		平均点
Ⅰ-1	対人関係・社会性	2.7	Ⅲ-3	話す	2.4
Ⅰ-2	コミュニケーション能力	2.2	Ⅲ-4	読む	2.5
Ⅰ-3	興味とこだわり	3.3	Ⅲ-5	書く	1.6
Ⅱ-1	注意の集中（不注意）	2.1	Ⅲ-6	算数	1.2
Ⅱ-2	行動(1)（多動性）	1.1	Ⅲ-7	運動	2.0
Ⅱ-3	行動(2)（衝動性）	2.3	Ⅳ-1	行動・情動 (1)	2.5
Ⅲ-1	認知・推論	1.6	Ⅳ-2	行動・情動 (2)	2.3
Ⅲ-2	聞く	2.4			

項目		平均点	項目		平均点
Ⅰ-1	対人関係・社会性	4.3	Ⅲ-3	話す	2.9
Ⅰ-2	コミュニケーション能力	3.1	Ⅲ-4	読む	2.9
Ⅰ-3	興味とこだわり	4.3	Ⅲ-5	書く	2.2
Ⅱ-1	注意の集中（不注意）	1.8	Ⅲ-6	算数	1.5
Ⅱ-2	行動(1)（多動性）	1.1	Ⅲ-7	運動	2.8
Ⅱ-3	行動(2)（衝動性）	3.4	Ⅳ-1	行動・情動 (1)	4.0
Ⅲ-1	認知・推論	1.5	Ⅳ-2	行動・情動 (2)	3.7
Ⅲ-2	聞く	3.4			

怒っているつもりはないのに、人からは「怒っているでしょ」とか「今イラッとしたでしょう」と言われ、なぜだかわからないと呟いていたことがありました。

たしかに、いつもどちらかというと、機嫌が悪そうで、笑顔がありませんでした。一方で、周囲の人たちが、どんな気持ちでいるのか、よくわからなかったようです。

大学卒業後は、何十社も受けたあげく、先輩が口ぞえをしてくれてようやく今の会社に入社しました。

シート記入 妻に基礎調査票を渡して、妻から見た夫の状況を記入すると同時に、できれば夫自身にも記入してもらうよう依頼しました。

じつは内心は、夫本人が記入することは無理であろうと思っていたのですが、次回の来所で、妻は両方持参してくれました。妻の話では、夫はむしろ興味をもち、積極的に記入

してくれたそうです。ただし、内容は妻の感じ方よりも低い数値で、正直に答えているのは、こだわりの部分くらいだろうとのこと。おそらく都合の悪い話は、ほどほどに答え、こだわりはむしろ自分の長所と思っているので、比較的正直に答えたのではないかというのが妻の考えでした。

たしかに2つの票を比較すると、数字に大きな違いがありますが、かたちにはそれほど違いはありません。もしかしたら、夫は自分の言動をそれほどひどいこととは思っていないのかもしれないというのが、私の印象でした。それを妻に伝えたところ、妻自身は信じがたいという答えでした。

経過 ところが、その後、「夫が最近変わってきた。今までは自分がいちばん偉く正しいと思っていて、私がおかしいと言っても全く聞く耳をもたなかったが、最近こっそり本を読んでいるようだ。どうも発達障害関係の本ら

しい」と言います。

　最近は、「こんなときはどうしたらよいか」と妻に聞いてきたり、妻が子どもの相談にくる前日には「明日、相談に行ったら聞いてきてほしい」と、今まで困っていたことや理解できなかったことを妻に伝言するようになったのです。私が夫からの質問に答えると、それを夫に伝えていたようです。

「会社で笑顔がないって言われるんだけど」「この手紙への返事はこれでいいかな」と、しだいに夫は、あらゆることを妻に相談するようになりました。じつはこれまで本人も、内心これでいいのかと不安に思っていることがたくさんあったようです。

「なにより家族を大声で怒鳴らなくなったのが嬉しい。『M子は大切なパートナーだから』などと言ってくれ、耳を疑いました。妻としての愛ではないのかもしれませんが……」とそれでも不安そうな彼女に、私はこう伝えました。「ご主人が自分自身を知ろうと思うようになったことはとても大切です。変わろうと努力してくれていることを評価してあげてください。かけがえのないパートナーという言葉は、あなたの価値を最大限認めた言葉ではないですか」

結果● 彼女との相談は程なく終了しました。最後に彼女は、「相談に来たときは、内心夫と別れる決心をしていた。子どものことだけが心配で相談をしたが、こんなに夫が変わってくれるとは思わなかった。今はなにも問題を感じていない」と語ってくれました。

「私自身も発達障害とはなにかを知ることが必要だったのですね。私が変わることも必要だったと思う」と話して帰られました。

　そこまで切羽詰まっていたとは気づかず、問われるままに子どもやご主人へのかかわり方を助言させてもらっていたのですが、彼女の考えに逆に私は大きな感銘を受けました。

　このように夫婦が変わっていくケースはけっして多くはないかもしれません。ですが、発達障害に気づくことで、夫も妻も接し方や言動を変えることができ、その結果夫婦の関係が改善できれば、別れなくてもすむ夫婦もあるということ、発達障害は改善できるということが、私にとっても大きな希望となりました。

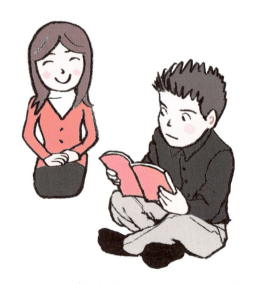

怒りをコントロールする本などを、自分で買ってきて読んでいる。結婚以来初めて穏やかな日曜日が過ごせるようになったという

3 対応方法の具体例

　障害に気づき、向き合い、変わろうと努力することが、大人の発達障害の人たちには特に必要なのではないでしょうか。そして、周囲の人たちも障害を理解し、本人の努力が生きるようなかかわりをしていくことが大切です。

　「できないから障害だ……」「障害だからできない……」ではなく「障害だけれど、工夫すれば困らない」「時間がかかるけれど、工夫して、支援しよう」と本人も周囲の人たちも気づけば、できるようになることはたくさんあります。

　医療で治療することができる部分があれば、医療の力を借りることも必要です。薬の力で落ち着いて、初めて周囲の人の言葉が耳に届くようになることもあります。精神論や子育て論だけでクリアできるほど、発達障害は簡単なものではないのです。

　これから紹介する対応方法は、なるべく具体的に解説しました。たとえ発達障害ではなかったとしても、自分の弱点をカバーするために、きっと役立つことと思います。周囲の人の支援の例もあげてあります。それでもどうしても迷ったり、自分たちの力だけでは困難だと思ったら、専門家に相談するのも、ひとつの方法です。

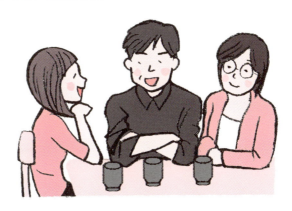

本人ができること
人とじょうずにつきあう

会話は対人関係の基本となります。特に人と話すのが苦手という人に。

初対面の人と

　会話では、まず必要なのは笑顔です。怒っているのかな、と相手に思われない程度の、少しの笑顔でいいのです。

　言葉づかいはていねいにします。そのほうが無愛想な感じになりません。

　話題の選び方は、その場に合わせて、と言うしかないのですが、難しいでしょう。相手が話している話題に合わせるようにします。初対面の相手には、「月給はいくらですか」などと、いきなりプライベートなことを聞かないように。

　また、知らない人を最初から信用するのは危険です（P60参照）。

相手の目の下あたりを見る

　笑顔で相手の顔を見て目を合わせ、相手の言うことを聞いたり自分が話したりします。目を合わせるのが苦手という人は、目の下あたりを見るといいでしょう。でも、あまりじっと見すぎないように、ときどき視線をはずします。

相手の話を聞きながら

　話を聞くときは、あいづちをうちます。かるくうなずきながら、ときどき「はい」「そうですね」などと言いましょう。

　自分ばかり一方的に話してはいけません。会話はキャッチボールのようなもので、相手と交互に話すものです。ある程度話したら、相手に話をゆずります。時間にすると1分ぐらい。相手の話が終わってから、また話しましょう。

相手のようすを見る

　人の気持ちを理解することが難しければ、話しているときの相手のようすを見ます。特に相手の表情を見ます。怒っているときは笑顔が消えています。眉間にしわがよっていたら、かなり不快です。

　バッグに書類をしまったり、時計をちらちら見るようなら、時間がなくて話を切り上げたいと焦っています。まだ話を続けたければ、「もう少しお話しさせていただいてもよろしいでしょうか」などと、確認するとよいでしょう。

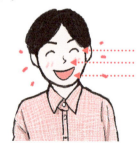

話す相手の目を見るのはときどきでいい。鼻を見たり、口元を見たりすれば、相手は、目が合っていると思う

額など目の上を見ないように。相手は上目づかいだと感じる

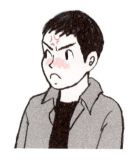

怒っていることはわかるけれど、その理由がわからないときは、「すみません。なにか失礼なことを言いましたでしょうか」などと、直接聞いてもよい

会話の際に気をつけること

ぞんざいな言葉づかいはしないで、敬語でていねいに話します（P55参照）。そのほか、下図のようなポイントがあります。

声の大きさ
1対1のときは、大きい声で話す必要はない。普通の声でいい。ふだんから声の大きい人は、少し小さい声で話すように気をつける

笑顔で
無理に笑う必要はない。表情をゆるめて、口の両端（口角）を少し上げると笑顔になる

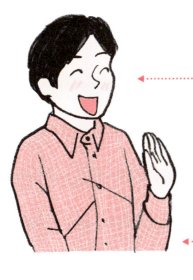
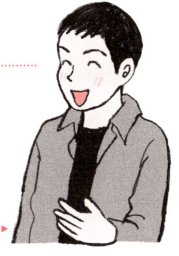

視線
相手の目をじっと見つづけるのは失礼。ときどき下にずらしたり、手元の書類（書類があれば）を見たりする

距離
1メートルほど離れる。または間にテーブルをはさんで座る

相手のようす
表情やしぐさを見る

複数の人と会話をするときは、そのつど、話している人のほうをちょっと見るようにする

態度
いすによりかかったりしない。背筋を伸ばし、相手のほうを向く

気になる人ができたとき

気になる人や、好きだと思う人ができたら、自分の言動が先行しないよう注意します。たとえば、相手の自宅まであとをつけていったりすると、ストーカーと勘違いされます。退社時間まで会社の前で待っていれば、待ち伏せと思われるかもしれません。

話をするときに、体がさわるほど近づいたり、顔を近づけすぎるのは誤解されます。気になるからといって、じっと見たり、ことわりなしに写真を撮ったりしてはいけません。まずは気軽にあいさつをしたり、世間話をするなどして、少しずつ友達になりましょう。

相手の気持ちを確認するときも、いきなり性的な話をしないように。恋愛や結婚には段階があります。互いの気持ちを確かめあい、交際が進み、そのうえで結婚に至るのです。

雑誌や動画、テレビから得た知識をそのまま実行するのは危険です。なかには相手を傷つけるような内容のものもあるからです。

一緒に食事に行ったり、映画をみに行ったりするときは、相手の好みを考えます。

恋愛や結婚について、わからないことを相談できる人がいれば安心です。親や年上のきょうだい、先輩や友人など、信頼できる人からアドバイスをもらいましょう。

本人ができること
コミュニケーションをとる

円滑なコミュニケーションをとるためには、相手に不愉快な思いをさせないように。

話しかけるタイミングをはかる

「場の空気を読む」ことのひとつに、話しかけるときに相手の状況を見るということがあります。話しかけたい相手が今なにをしているか、誰となんの話をしているかを見て、話しかけていい状況かどうかを判断します。

できれば、相手だけでなく、全体の雰囲気を見ます。静かな職場で全員が黙って仕事をしているときに、個人的な話を大きな声で話しかけたりしてはいけません。

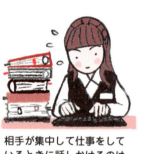

読書をしている人に話しかけるのは迷惑

相手が集中して仕事をしているときに話しかけるのはじゃま

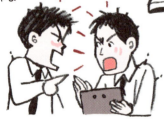

他の人どうしが話しているときに、別の話題で「割り込む」のは注意。談笑ならいいが、真剣な話のときは割り込み不可。また、話をしている二人の間をつっきるのはマナー違反

集中している人にどうしても話しかけたいなら「ちょっとよろしいですか」と声をかけてようすを見ます。相手がこちらを見て返事をしなければ、今は困るということです。

相手を怒らせる話題や態度

自分では問題だと思っていない言動が、相手にとっては失礼にあたり、怒らせてしまうことがあります。特に相手が自分より立場が上の人、つまり年齢や役職が上の人には、要注意です。

●相手を怒らせる話題
- 太っている、はげている、背が低いなど体のことは、思っても口に出してはいけません。
- 学歴を差別するような言い方。
- 収入金額。特に差別的な発言は不可。
- セクハラ発言。相手がいやがるような性的なことを言うのは法律で禁止されています。

●相手を怒らせる態度

話を聞くときに、ほおづえをついたり、あくびをしたり、時計を見たりするのは、話を聞く気がないという意思表示になります。

「つまらない話するなよ」という態度に見える

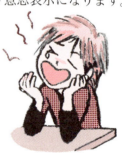

ささいな間違いを厳しく指摘すること。たとえ自分が正しくても、堂々と正論を述べるのは相手をバカにしているように見えます。

いばっているみたい

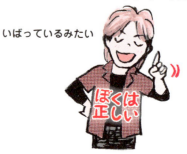

お礼を言う

　人から親切にしてもらったり、なにかよいことをしてもらったら、「ありがとうございます」とお礼を言うのがマナーです。

　お礼やおわびは、家族や恋人など親しい間柄でも必要です。親しい間柄なら「ありがとう」でよいでしょう。

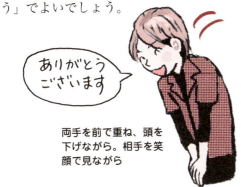

両手を前で重ね、頭を下げながら。相手を笑顔で見ながら

謝る

　相手が怒っているとき、迷惑をかけたときにはすぐに謝ります。頭を下げて「ごめんなさい」「すみません」と謝ります。上司やお客様には「申し訳ございませんでした」と謝ります。

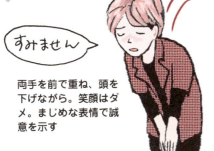

両手を前で重ね、頭を下げながら。笑顔はダメ。まじめな表情で誠意を示す

　依頼を断るときにも謝ります。たとえば残業を指示されたけれどできないときは「できません」だけではなく、「すみません。今日は用事があって残業できないのですが」と、ていねいに断ります。

　話を終わらせるときにもあいさつします。いきなり席を立ったりせず、「では失礼します」などと言ってからにします。

クッション言葉を使う

　人に声をかけたり、なにか頼んだりするときには、いきなり用件を切り出さず、クッションになるような言葉を前におきます。

　たとえば人に声をかけるときには「ちょっといいですか」「少しよろしいですか」などと言います。相手が「いいですよ」「なんですか」などと返事をしたら、話しはじめます。なにか頼むときには「すみませんが」と一言はさみます。

　下記のようなクッション言葉もあります。
- 残念ながら（相手の希望に沿えない場合）
- よろしければ（なにかお願いするとき）
- せっかくですが（断るとき）

こだわり（自己主張）を出さない

　会話の最中、ひとつのことにひっかかり、前に進めなくなることがあります。

　自分の会話の内容をときどきチェックしましょう。同じことをくり返し言っていませんか。くり返しているようなら、「では、このへんで」などと会話を終了します。

　相手の言うことを聞かないで、自分の意見を主張しすぎていませんか。自分の意見にこだわりすぎると、まわりの人は話をするのがいやになります。

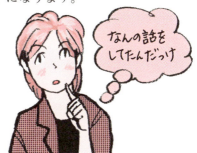

　話がどんどんわきにそれて、なにを話していたのか、わからなくなったら「すみません。話がそれましたね」と話を終わらせます。

本人ができること

不注意、ミスを防ぐ

忘れ物やケアレスミスが多いと、自分でもいやになります。対策をきっちり立てましょう。

忘れ物をしないように

不注意は特性のひとつなので、「もう絶対に忘れないぞ」と決心しても、なかなか事態は変わらないでしょう。忘れないような工夫をするほうが現実的です。

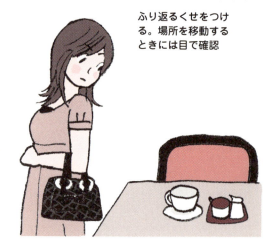

ふり返るくせをつける。場所を移動するときには目で確認

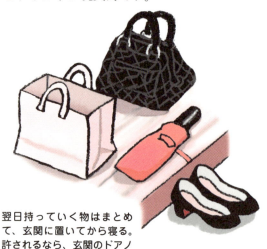

翌日持っていく物はまとめて、玄関に置いてから寝る。許されるなら、玄関のドアノブにかけておいてもよい

荷物はなるべく少なく、何個持ち歩いているか、ときどき数を確認する。移動の際にも必ず数える

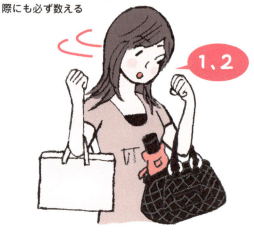

位置を決める。腕時計や携帯電話など毎日持ち歩く物は目につくところにまとめて置く、あるいは、必ず持っていくカバンに入れる

忘れたことが発覚すると、落ち込みます。大事な約束や用事は周囲にも伝え、家族や職場の人に声をかけてもらうようにしましょう。

不注意でもっとも心配なのは、交通事故など命にかかわるミスです。わき見運転や、ながら運転などは厳禁です。自分の特性を理解し、仕事によっては転職も考えましょう。

気づいたことはすぐにメモする

スケジュールだけでなく、そのつどやるべきことも管理します。「あ、忘れてた」とあわてるのはミスのもと。「覚えておこう」とは考えず、メモするくせをつけましょう。

●大きい紙にやることを全部書く

やらなくてはいけないことを思いつくかぎり全部書きます。やる順番に番号をつけ、やったことから消します。覚えていなくてはいけないストレスから解放されます。

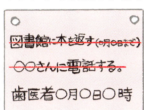

期限も書く

●もらさずに手帳に記入する

用事はすべて手帳に書き、いつも持ち歩きます。

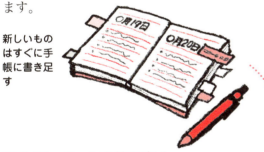

新しいものはすぐに手帳に書き足す

●小さいノートを持ち歩く

手帳に書けないことは小さいノートに書き、かならず両方見ます。やったことは消します。

●付箋に書いて貼る

特に大事なことは付箋に書いて貼ったり、重要箇所にマーカーをひいたりします。

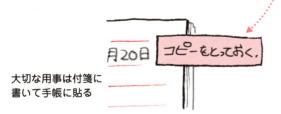

大切な用事は付箋に書いて手帳に貼る

●すませた用事は消す

手帳やノートに書いてあるものにそっておこない、すんだら消します。

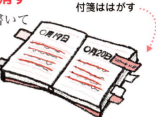

付箋ははがす

見直す習慣を身につける

手帳やノートに書いただけで安心してはいけません。ときどき見直さないと書いたことがむだになります。毎朝、スケジュールを確認し、一日のうち何度か手帳をとりだしてチェックします。

見直す習慣は手帳にかぎらず、仕事や家事などのあらゆるシーンで必要です。コピーをとったら枚数を見直す、買い物に行ったら買い忘れがないか「買い物メモ」を見直すなど、日常的に見直しをします。

時間に余裕をもたせて

スケジュールを立てるときには、時間に余裕をもたせてください。急に出てくる用事もあります。時間がないとイライラしたり、忘れたり、トラブルになったりします。

すぐにできることは「後で」と思わず、すぐにやります。たまるとたいへん。少しでもいいからやってみましょう。そのままできてしまうこともあり、うまくできるとやり方がわかり、自信がつきます。

場所と所要時間を考えて

準備の時間がいるものは、どこで始めるか場所を決め、準備開始時間から手帳に書き込んでおきます。作業じたいに時間がかかる場合は、〇時から〇時と、見込み時間も書き、時間を確保します。

本人ができること

落ち着きと集中力を高める

多動性、衝動性があって、じっとしていられない人へ。感覚過敏や不注意のある人にも。

気が散りやすいとき

「集中、集中」と自分に言い聞かせ、話している人を見て、話の内容を理解するように努力します。くり返すと集中力が高まります。

じっとしていなくてはならないとき

話に集中すれば、むずむず感は強くなりません。それでもむずむずしはじめたら、目立たないように、体を少しだけ動かします。

むずむず感を自覚する

大人になれば目立った多動はなくなりますが、じっとしているべき状況で耐えられないのは、多動の一症状。生理的なむずむず感がわいてきて、体を動かさずにはいられないのです。まず、むずむず感を自覚します。

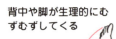

背中や脚が生理的にむずむずしてくる

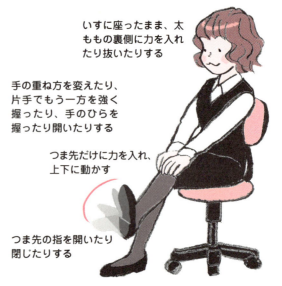

いすに座ったまま、太ももの裏側に力を入れたり抜いたりする

手の重ね方を変えたり、片手でもう一方を強く握ったり、手のひらを握ったり開いたりする

つま先だけに力を入れ、上下に動かす

つま先の指を開いたり閉じたりする

予防のために
- 睡眠不足はむずむず感の引き金になります。規則正しい睡眠をとりましょう。
- コーヒーなど、カフェインの多いもののとりすぎがむずむず感の原因になることもあります。空腹のままでとったり、大量にとったりするのは避けましょう。
- 過度のアルコール、喫煙も控えます。
- むずむず感の出る部分のマッサージやストレッチを入念におこないます。
- むずむず脚症候群にはドーパミン系の薬物治療が効果的です。日常生活に大きく差し障るようなら、専門医に相談しましょう。

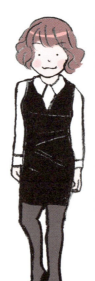

立っているほうがいいので、どちらでもよければ、なるべく立っている

重心を右から左、左から右へと、目立たないようにゆっくり移動させる

つま先立ち、かかと立ちをして、目立たないように足首のストレッチをする

そのほか、手のひらのストレッチなど、いすに座ってできることを、立ったままおこなう

むずむずしてきたら

むずむずしてきたときに、席を立ったり動いたりできるようなら、早めに対処します。

●冷やす

むずむず感があるところを冷やします。脚を冷やしたり、寝ているときなら背中や脚をふとんの外に出して寝るといいでしょう。ひどくてじっとしていられないときは、保冷剤をタオルに包んで当ててもいいでしょう。

暖かいとむずむずしてきます。最近は冬でも室内を暖めすぎていたりしますから、上着を1枚脱いでみてください。冷たいタオルで顔をふいたり、首筋を冷やすだけでおさまることもあります。

●気持ちを切り替える

じっとしていたり、同じ作業を続けていると、体が緊張してきて、むずむず感が起こってくるようです。違う作業をしたり、ひと休みして気持ちを切り替えてみます。

体を動かす

日頃からしっかり体を動かすことは、むずむずしない体づくりに役立ちます。体の感覚のコントロールがうまくいかないことも、むずむず感の一因として考えられるからです。

汗をかくくらいの運動をして体の緊張をほぐしましょう。自分の好きな運動でかまいません。

朝のジョギングで、体をしっかり動かしてから一日をスタートさせると、落ち着く

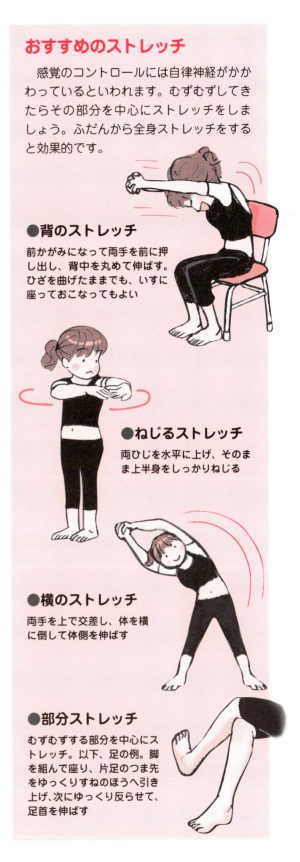

おすすめのストレッチ

感覚のコントロールには自律神経がかかわっているといわれます。むずむずしてきたらその部分を中心にストレッチをしましょう。ふだんから全身ストレッチをすると効果的です。

●背のストレッチ
前かがみになって両手を前に押し出し、背中を丸めて伸ばす。ひざを曲げたままでも、いすに座っておこなってもよい

●ねじるストレッチ
両ひじを水平に上げ、そのまま上半身をしっかりねじる

●横のストレッチ
両手を上で交差し、体を横に倒して体側を伸ばす

●部分ストレッチ
むずむずする部分を中心にストレッチ。以下、足の例。脚を組んで座り、片足のつま先をゆっくりすねのほうへ引き上げ、次にゆっくり反らせて、足首を伸ばす

本人ができること

イライラをコントロールする

衝動的な人や、すぐにイライラする人は、自分をコントロールしましょう。

イライラ解消法を決めておく

　いつもイライラしていると、大切な人が離れていきます。自分はイライラしやすいタイプだという自覚をもち、すぐにイライラしないよう訓練しましょう。

● イライラしはじめたと思ったら、「ちょっと失礼します」と一言断って、その場から離れます。トイレや休憩室など、クールダウンできる場所を決めておき、避難します。

● クールダウンの方法を決めておきます。たとえば、水を飲む、深呼吸をする、簡単リラックス法（P61参照）、「落ち着け落ち着け」「がまんがまん」と心の中でつぶやく、好きなことにとりくむなど。

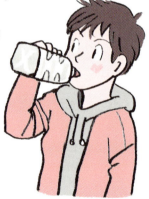

水を飲みながら「落ち着け落ち着け」と心の中でくり返す

腹が立っても黙っている

　腹が立っても、大声を出したり、わめいたりするのはやめましょう。感情的になるのは、恥ずかしいことです。「うるせえ！」「死ね！」などの言葉は、たとえ家族に対してでも、使ってはいけません。

客観的にみる

　自分の怒りの状況を客観的にみてください。よくわからないなら、家族と話し合いましょう。そのとき、批判されたと思わないように。客観的にみることが困難なら、本書の基礎調査票の記入をおすすめします。

苦手な状況や時間を知る

　以下のような腹を立てやすい状況を避けましょう。苦手な相手には近づかないように。

● **朝**　午前中は機嫌が悪いことを自覚してください。

● **暑さ、暖かさ**　暑いとイライラします。部屋を暖めすぎたり、厚着をしていませんか。

● **話し方**　くどくどした話し方、単調な話。なにが言いたいのかわからないおしゃべりなど。「要点をまとめて必要なことだけを伝えてください」とお願いしてみましょう。

● **音**　子どもの泣き声が苦手な人が多い。自分が別室に移動したり、耳栓などを使います。

● **空腹**　おなかがすくと怒りっぽくなります。ひと口なにかを食べましょう。

● **感覚**　肌が敏感な人は毎日少しずつマッサージ、光に過敏な人はサングラス、臭いに敏感な人はマスクを。

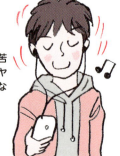

駅のアナウンスが苦手という人も。イヤホンで音楽を聴くなど自己防衛しよう

衝動性を抑える

　思いつきや気分で、すぐに行動に移さないように。高額な買い物や大事な決断をするときには、本当に必要か、意味があるのかをもう一度考えます。できれば一晩考えます。

　家族に相談したり、買い物にはついて来てもらいます。

衝動買いではないか。「欲しい！」だけで買ったら後悔することになる。商品をとりおいてもらって、一晩考えてみる

スケジュールをつめこまない

　やることがいっぱいになると、「時間がない」と焦り、衝動的に決断したり、イライラしたりして、失敗を引き起こします。自分がそういうタイプだと自覚をもちましょう。

　スケジュールには余裕をもたせます。急がない仕事、重要度の低いものは、思い切ってカットします。断る勇気も必要です。罪悪感にとらわれず、よい仕事をするためと、割り切ってください。

　できそうな気がして簡単に引き受けると、あとで自分が困ることになります。

薬や検査の利用も考える

　衝動性が強いようなら、薬の助けを借りることも考えます。コンサータやストラテラも使用可能になりました。激しい怒りにはリスパダールなどの併用も効果があるようです。医師に相談し、家族のためにできることはなんでもやってみてください。

会話でのトラブルを避ける

●思ったことをすぐに言わない

　会議の席上などでは、思った瞬間に口に出してしまうとトラブルになりかねません。一拍（10秒）おいてから発言します。自分が言う内容がどのような影響を及ぼすか、軽率な発言ではないかをちょっと考えます。

●割り込まない

　他の人どうしが話している最中に、いきなり割り込んではいけません。「ちょっといいですか」などと声をかけてからにしましょう。思わず割り込んでしまったら、謝ります。

　仕事の報告でも、「お話し中すみません。作業が終わりました」とていねいに。

家族への認識を変える

　家族と一緒にいることがイライラのもとなら、距離をとるように工夫します。離れて暮らすことが愛情を保つことになります。距離が必要な家族もあるのです。

　一緒に暮らす場合には、家族への認識を変えましょう。家族は自分の「モノ」ではありません。それぞれの時間と空間があることを尊重します。思いどおりになるとは思わないことです。

　束縛しないでください。つきまとうと嫌われるし、逃げられるのも当然です。干渉されたくなかったら、干渉しないことです。

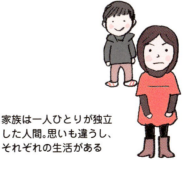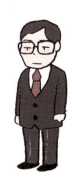

家族は一人ひとりが独立した人間。思いも違うし、それぞれの生活がある

本人ができること

社会のルールを身につける

新社会人になる人へ。気配りが苦手なら、マニュアルとして覚えてしまいましょう。

身だしなみをととのえる

　社会人としての身だしなみは、学生のころと違い、基本的にはスーツです。自分の好きな服を着ていればいいというわけではなく、職場に合った服装をします。制服があるなら指定の服装をし、自分流にアレンジなどしないように。名札があるなら、つけたり首から下げたりします。

　ボタンがとれていたり、下着のシャツがはみ出していると、だらしない印象になります。

　髪はあまり明るい茶髪にはしないほうがいいでしょう。

　ただし、職場によってはラフな格好でよいところもあります。どんな服装をしたらよいかわからなければ、職場の人に尋ねましょう。

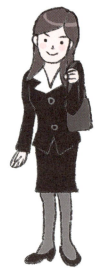

女性はスーツ。下は、スカートでもパンツでもいい。ナチュラルメイクをする

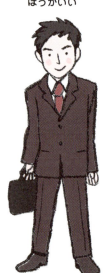

男性はスーツにネクタイ。靴はスニーカーではなく、スーツに合った靴にする。髪は短いほうがいい

清潔にしている

　体を清潔に保つのは、自分の健康のためだけでなく他者へのマナーでもあります。

　他の人に不潔感を与える行動もしないように。人前で鼻をほじったり、おならやげっぷをしてはいけません。

　以下のような点に気をつけましょう。
- 髪は毎朝とかします。寝癖をそのままにしているのはマナー違反です。
- 洗顔、歯磨きも毎朝。
- 入浴と洗髪は少なくとも2〜3日に1回はおこないます。夏の暑いときなど汗をかいたら、シャワーだけでも浴びましょう。
- 爪が伸びたら切ります。
- 鼻毛が見えたら切ります。
- ハンカチ（タオルでも）、ティッシュペーパーを持ち歩きましょう。

計算や記憶が苦手なら

　便利なグッズで補いましょう。持ち物や職場のルール、仕事の指示など忘れてはいけないことはたくさんあります。また、交通費の計算など、誰でもしなくてはならない計算もあります。
- 文章はパソコンを使って作成。
- 計算は電卓で確認します。
- 指示や説明はメモをとります。許可が出ればボイスレコーダーを使ってもいいでしょう。
- 文書はコピーをして、大事なところにはマーカーをひいておきます。

電話のルール

電話をかけていい時間帯というものがあります。早朝や深夜は緊急な用件以外はかけてはいけません。また、夕食の時間は避けましょう。家族のだんらんでくつろいでいることが多いからです。

相手が不在だったり、かけ直してほしいと言われたら、たてつづけに電話をしないで、何時だったらいいか確認して、その時間にかけ直します。

電話をかけたら、最初に相手のつごうを確認します。出掛ける直前や食事中には、電話で長く話すことはできないからです。

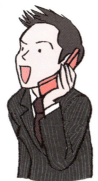

電話をかけたら、まず聞く

言葉づかいのルール

●友達や部下には普通の言葉
たとえば、「そうだね」「わかった」「やってください」。

●仕事では敬語
目上の人には敬語が基本です。年齢が上、役職が上などが目上ということですが、新入社員にとっては社内の人すべてが目上の人にあたります。また、お客様や取引先の人にも敬語を使います。

たとえば、「そうですね」「わかりました」「そうしていただけますか」。

敬語の種類や使い方は、一般の人にも難しいものです。敬語について書かれた本を読んで、しっかり覚えましょう。

職場にはルールがある

どこの職場にも、働き方のルールがあり、従業員10人以上の職場なら、きちんと就業規則として明文化されています。労働時間、休みのとり方、遅刻や早退のしかたなどを確認しましょう。

遅刻や欠勤は事前に上司に連絡します。電車の事故などでやむをえず遅刻になる場合も、わかった時点ですぐに連絡します。

●遅刻しそうなときの連絡の例
「おはようございます。○○です。○○線の事故で、○○分ほど遅れそうです。よろしくお願いします」

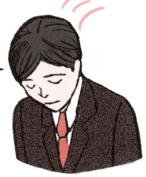

自分のせいではなくても、遅刻したのは事実。職場に着いたら、一言謝る

大学の授業に遅刻したら

まじめすぎて、5分遅刻しただけで、もうだめだと思ってしまう人がいます。大学の授業はおそらくその程度では欠席にしないでしょう。遅刻したら、講義中の先生にいちいち報告しないで、会釈をしてそっと教室に入ります。少人数の教室なら、先生に一言ことわってから入ったほうがいいでしょう。

単位がとれずに留年や退学とならないように、心配なら学生課や相談室などに早めに相談しましょう。

大学に入学したばかりで履修登録のしかたがわからないという人も多いようですが、そうした相談にものってもらえます。

本人ができること
明るく元気に働きつづける

仕事をスムーズに進めるために、自分の特性をカバーするような対策を講じておきます。

あいさつはしっかりする

コミュニケーションの第一歩はあいさつです。おはようございます、こんにちは、失礼しますといったあいさつで、人間関係は円滑になります。自分があいさつされたら、黙っていないで、声に出して返事をします。

スケジュールは早めに確認

急に予定が入ったり変更したりするとパニックになります。焦ってミスにつながることも。予定やスケジュールは早めに教えてほしいと頼んでおきましょう。

仕事の順番や流れを自分で整理しながら組み立てて、一日のスケジュールを書き、上司に見てもらいます。余裕をもったスケジュールに。休憩時間も決めておきましょう。

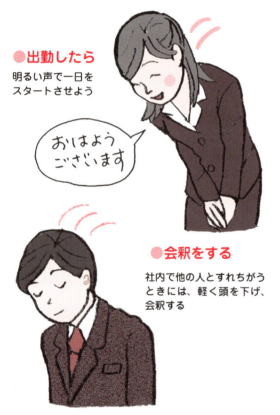

●出勤したら
明るい声で一日を
スタートさせよう

おはよう
ございます

●会釈をする
社内で他の人とすれちがうときには、軽く頭を下げ、会釈する

●退社するとき
「お先に失礼します」。まだ働いている人にあいさつをして帰ります。近くの人には会釈をして、遠くの人には全体に声をかけるように、1〜2回言います。返事がなくても、しつこく言わないようにします。

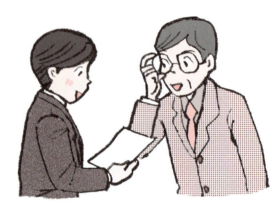

スケジュールを自分なりに立てたら、上司にチェックしてもらおう

こだわりは自宅だけに

ものごとにこだわる行動がみられる場合があります。いったん決めたことを変更できないなど、自分なりのこだわりがあったり、興味が極端にかたよっていたりします。

こだわりは自宅にいるときだけと決めましょう。つい言いたくなる言葉や行動があるかもしれません。周囲に迷惑がかからないと思っても、外ではがまんします。

具体的な指示をもらう

仕事を自分で考えて適切にこなすことが苦手だったら、上司から指示をもらって進めます。その場合、以下のように具体的に指示してもらえるようお願いしておきます。
- 一度にひとつの仕事を。
- なにを、どのくらい、どんなふうにするかを具体的に。
- いつまでにするか、見通しを聞く。

できれば、口頭だけでなくメモを書いて渡してもらいましょう。聞くより見るほうが頭に入るからです。

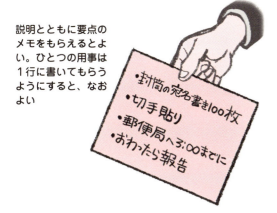

説明とともに要点のメモをもらえるとよい。ひとつの用事は1行に書いてもらうようにすると、なおよい

終わったら線で消す

仕事の手順表を見えるところに貼り、終わったものから消していきます。進行ぐあいが一目でわかるので、むだな焦りが減ります。

また、線で消すたびに、ひとつの仕事を終えた達成感も得られるでしょう。自信につながります。

一つひとつ消していくと、すごく働いた気分になる

ひとつ終わってから次に

ADHDの傾向がある人は、ひとつの仕事をやりかけのまま、次の仕事を始めたりしてしまいます。注意が散漫になり、いろいろなことが気になるためです。

ひとつ終わってから次を始めることを、自分の中で鉄則にしましょう。

仕事のミスマッチは

たくさんの仕事をいっぺんにこなさなくてはならない、時間に追われる、思いがけない事態がたくさん起こるなどで、とてもたいへんだったら、仕事の内容を変えてもらいましょう。困ったときに相談できる上司を見つけておくといいですね（P60参照）。

自分の得意、不得意を見極めて、苦手なことは人に任せるか、手伝ってもらいましょう。

プラス思考をしよう

「〇〇ができなかった」と考えるより、「◎◎はできたじゃないか」と考えるようにします。ポジティブワード（明るい言葉）を口に出すのもいい方法です。

ポジティブワードの例
まあいいか
まずまずのできだ
これだけできれば大進歩
気にしない
誰でもこんなもんだ
次はがんばろう
わかる人にはわかる
60点なら合格ライン

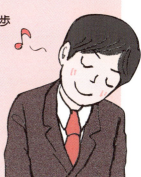

言葉の力で気分が変わる

本人ができること

体がだるくても動きだすために

どこか悪いわけでもないのに、やる気が出ない。そんな状況を抜けだすために。

生理的なだるさがある

「体が重くてなにもできない」「こんなにだるくて、なぜみんな動けるの」。発達障害の特性にあげられてはいませんが、体の疲れを訴える人は少なくありません。

だるくて動けないのは、気分的なものではなく、生理的なものです。特に暑くなってくると、ますます体が重くなります。

特につらいのは朝で、目が覚めてもすぐには動けません。とにかくふとんから出て、いすに座りましょう。コーヒー1杯や健康飲料1本を飲むとエンジンがかかってきます。

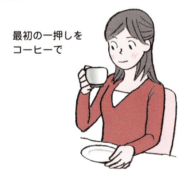

最初の一押しを
コーヒーで

支度する時間はたっぷりとる

出掛ける時間がわかっていても、段取りが悪く、ギリギリになってあわてることがよくあります。動きだすまでに時間がかかるほうだと自覚して、早めに準備を始めるようにしましょう。時計を進めておいたり、予定時間を早く設定しておくのもよい方法です。

夜は調子がよいので、なるべく前の晩にできることは準備します。着るものも決めておきましょう。

隠れた病気がないか確認を

だるさが続くようなら、体の病気が隠れていないか、一度検査をすることをおすすめします。貧血やビタミン不足、低血圧でもだるくなります。食事や生活リズムをととのえれば、だるさが軽減されます。また、就寝時間が遅くなっていないかも見直しましょう。

じょじょに動けるようになる

朝はだめでも、時間とともに少しずつ動けるようになります。

また、体のだるさは年齢が進むにつれて生理的によいほうに変化することがあります。発達障害は発達のスピードがゆっくりで、年齢より幼い傾向がありますが、体の成長も年齢に応じて変化してくると考えられます。

動きだした自分をほめる

起きてからしばらくすると、少しずつ動けるようになるでしょう。動くのは人より3倍たいへんなのですから、だめな私と思わず、動きだせた自分をほめましょう。

動きだすために、好きなことや、やりやすいことから始めるのもいいですね。

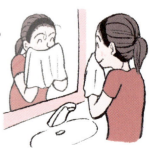

まず洗顔しただけでも
「えらい！」

やる気を起こすために

仕事にとりかかろうとしても、なかなか腰が上がらず気持ちばかり焦るとき、やる気を起こす方法です。

まず仕事を分類します。
① やりたい仕事
② どちらかといえばやりたい仕事
③ あまりやりたくない仕事
④ やりたくないけれどやらなければいけない仕事

普通は①〜④にかぎらず、いちばん急ぐ仕事から始めます。また、いちばん時間のかかる仕事をいつするか考えるものです。

それができればいいのですが、やる気が起こらない場合には、まず①か②のうち短時間でできる仕事から始めて弾みをつけます。スピードがついてきたら、④、③とやります。一日のうちに、この組み合わせを、時間を見つけてはめこみます。

全部やらなくてはと思うと、いやになります。小分けにして少しずつ片づけようというのもおすすめです。

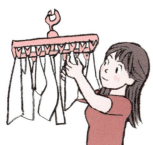
洗濯物を干すのはわりと好きなので、先にやってしまう

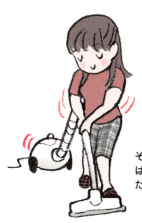
そうじはあまり好きではないので、のってきた勢いでやる

ふだんから運動をしよう

好きな運動を見つけて、熱中してみましょう。新鮮な空気がたくさん体に入ってきて、きれいな血液が頭にしっかりめぐります。汗をいっぱいかくと体質も変わります。むずむず感が起きにくくなる、体のだるさがとれる、午前中の調子の悪さが改善されるなど、いくつもいいことがあります。

まず家の中でエアロビクスや体操をしてもよいでしょう。友達と一緒にする、スポーツクラブに入るなど、長く続ける工夫をしてください。

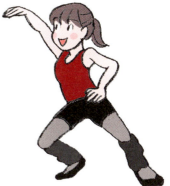
好きな音楽に合わせて、思いきりダンスを踊ってストレス発散

ゲームやテレビはほどほどに

ゲームやテレビ、パソコン、スマホなどは、使い方に気をつけましょう。

テレビや動画を長時間見つづけてしまい、自分で区切りをつけることができません。切り替えが苦手という特性があるので、時間的な制限が必要です。情報をうのみにする傾向があるので、できれば周囲の人が内容をチェックしましょう。

また、ゲームには、普通以上にはまりやすい傾向があるので、いったん始めたらとまらず、睡眠時間を削ってでも続けます。睡眠不足はだるさやむずむず感、イライラの引き金にもなりますし、重症になるとゲーム依存になります。

本人ができること
自分を大切にする

トラブルが続くと自己嫌悪に陥ることも。心身ともに健康で明るく過ごすために。

ストレスに気づく

体に対する自覚がないので気づかず、無理をしてしまいます。睡眠不足、空腹、イライラに気づくことが大切です。ストレスがたまっていても気づかないので、限界まできて、いきなり爆発したりします。

気持ちと体はつながっています。体の症状として出ていないかをみましょう。眠れない、だるさが続いている、胃腸の具合が悪いなどが、ストレスのサインです。

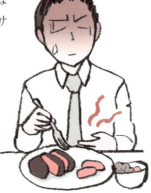

好きな物でも食べたくないのは、ストレスのせいかも

見知らぬ人を信用しない

言葉の裏の意味がわからず、そのまま受け止めてしまうので、キャッチセールスや詐欺（さぎ）、オカルト宗教の勧誘などにひっかかりやすいという自覚をもちましょう。

街頭や電話で勧誘されても、まずは断ります。自分では買ってもいいか、受けてもいいかと思っても、その場で返事をするのは危険です。家族などに相談を。知らない人は相手にしないという方針を徹底しましょう。

周囲の人は、そうしたトラブルが世の中にはあるということを説明しておきます。

相談相手を決めておく

自分ではいいと思ってやっていることでも、他の人からみると的外れだったり、誤解されたりします。迷ったり困ったりしたときに、なんでも相談できる人がいると心強いですね。自分に障害があると伝えることができ、その特性を理解してもらえるなら、家族や上司でも、同年代の友達でもいいのです。

相談内容によっては、意見されることもあるでしょうが、批判されたと怒らないことも大切です。

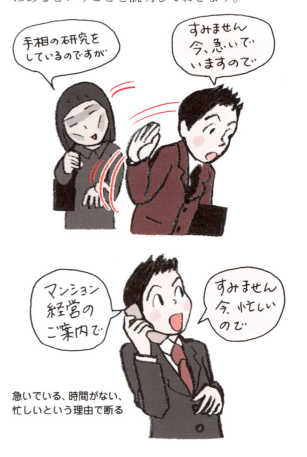

急いでいる、時間がない、忙しいという理由で断る

生活リズムをととのえる

毎日の生活に規則正しいリズムをつけ、自分がやることの見通しが立つようにします。睡眠、食事、入浴など、やるべきことを組み入れます。興味やこだわりから生活リズムが崩れないように、時間割を決め、紙に書いて貼っておきましょう。

発達障害のせいにしないで

発達障害の特性から自己嫌悪に陥り、二次障害へとつながらないよう、まずは自分を否定するのはやめましょう。

発達障害だからどうせだめなんだと思い込まないでください。自分の特性を自覚し、うまくカバーする方法をマニュアルとして身につけていけば、じゅうぶん自分の力を発揮できます。

家族や身近な人の理解と協力はとても大切です。そのためにも、自分を否定せず素直に、困っていることを相談しましょう。

得意・不得意を知る

コミュニケーションが苦手、すぐにイライラする、ミスが多いなど、発達障害の人には不得意なことがあります。その反面、まじめ、こつこつ努力するなど、得意なこともあるし、苦手なことでも納得すればがんばります。

誰にでも個性はあります。発達障害の特性は個性に変えられます。たしかにひとりでがんばっても、なかなかうまくいかないかもしれません。なにができて、なにができないか、整理して考えます。苦手なところは、家族や周囲の人に支援を求めましょう。わからないことがあったら率直に尋ね、困ったことは相談すればいいのです。たとえば書類を読み取るのが苦手な人は、どこがポイントか周囲の人に聞いてしまいます。

不得意なことはカバーできます。そのぶん得意なことを生かせば、社会で活躍できることはいくらでもあります。

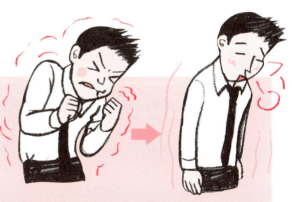

簡単リラックス法

ストレスが続いていると、体が戦闘態勢に入ったままになります。呼吸が早くなり、筋肉に力が入り、脈拍数が増えます。心と体はつながっているので、ストレスを解消するためには、体を逆の状態にすればいいのです。❶〜❸まで順番におこないます。イライラしたら❷の呼吸法だけでもおこないましょう。

❶力を抜く
全身にぎゅーっと力を入れる。5まで数えたら一気に力を抜く。2回くり返す。リラックスした感覚がわかる。

❷ゆっくり呼吸をととのえる
目を閉じて大きく息を吸い込み、口から細くゆっくり吐き出す。10回くらいくり返す。

❸伸びをする
しっかり大きく伸びをしてから、手のひらを握ったり開いたり。3回くり返す。

本人ができること
医療機関や療育機関での治療法

大人の発達障害は診断できる専門家も少なく、治療法も模索中というのが現状です。

受診までは待つことも覚悟

　受診は精神科ですが、受診前に、大人の発達障害に対応しているか確認しましょう。

　診察を予約し、待っている人は大勢います。数ヵ月待つことも珍しくありません。ただ、急変する病気ではないので、多少待っても正確な診断を受けるほうがいいでしょう。ほかの病気ではないと気づくことも重要です。

できることはなんでもやってみる

　発達障害をみるというクリニックでも、検査・診断するだけで治療はしないところがあるようです。本書で紹介した対応策のほか、子どもの発達障害の対処法を参考にするなど、できることはなんでもやってみましょう。

　子どもの発達障害には療育をおこないます。その内容は大人にも役立ちます。療育とは治療的教育で、しつけの要素も含みます。大人になってからしつけるのは難しいのですが、本人が自分の特性に気づき、療育を意識するだけで、変わることができます。

●検査・診断法

● 問診……現在の症状、成育歴、持病などを聞かれ、発達障害の場合は特に幼児期の状況確認が欠かせません。自身の記憶以外に両親や周囲の人から情報を集めておきましょう。

● 心理検査……WAIS-Ⅲ（ウェクスラー成人知能検査）。言語性（V）IQ、動作性（P）IQ、全検査（T）IQのほかに4つの群指数が得られます。

● 理学検査……脳波、CT（コンピュータ断層撮影）、MRI（磁気共鳴画像）などで、脳の損傷や疾患を確認します。脳の疾患や腫瘍で怒りが強くなることもあるからです。

●薬物療法

　ADHDや自閉スペクトラム症で衝動性が強い場合、コンサータやストラテラを使います。症状が強い場合には、リスパダールなどが処方されているケースが多いようです。また、新しい薬も開発されています。

薬への抵抗感はなくしてほしい

　薬に抵抗感をもつ人は多いのですが、内科で処方される解熱剤と同じだと考えてはいかがでしょう。解熱剤は熱を下げて、食欲増進、自己回復力を高めます。解熱剤そのものが効くのではなく、病気とたたかう力を養うために熱を下げるのです。

　発達障害や心の病気も、薬で衝動性をコントロールできれば、心理療法や周囲からのかかわりが入っていきやすくなります。薬剤の併用で心理療法の効果が上がり、自分で感情コントロールができるようになったら、薬をやめていけばいいのです。副作用が心配なら医師によく確認しましょう。

　子どもの発達障害に薬を出したくないという小児科の医師も多いのですが、追いつめられている母親の気持ちもぜひわかってほしいと思います。

認知行動療法

ものの見方やとらえ方のかたよりを修正していく心理療法です。もともとはうつ病の患者さんの認知の研究から始まりました。うつ病の治療におおいに効果があるとされます。

発達障害があると人間関係がうまくいかず、イライラや不安が起こりやすくなります。しかし、イライラや不安はものごとのとらえ方（認知）で変わります。認知行動療法では、ものごとのとらえ方を変えることで、気分を変えていきます。

たとえば職場で上司に叱責されたときに落ち込むのは、自分を否定されたととらえているからです。上司が叱責するのは自分に期待しているからととらえれば、またやる気もわいてきます。

客観的に気持ちをとらえることも認知行動療法のひとつです。イライラから怒りが爆発してしまうなら、下の「怒りの温度計」を使って、自分のイライラの程度がどのあたりかを客観的にみます。限界点に近づいたら、決めておいた方法で怒りを回避しましょう。

怒りの温度計

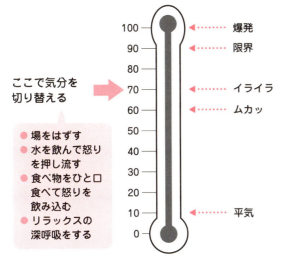

自分の気持ちがどの段階かをみる

●モデリング

「人の振りみて我が振り直せ」という学習方式です。他人の行動をみることで、その行動パターンを習得したり自分の行動を修正することができます。職場でどう行動してよいかわからなかったら、評判のよい同僚の行動を観察し、まねてみましょう。

●ソーシャルスキルトレーニング（SST）

人とじょうずにかかわり、場面にふさわしい行動を身につけるためのトレーニングです。社会的な技能を高めるために、必要な技法をマニュアルとして習得しましょう。

職場などで、どんなところがうまくいかないかを書き出します。カウンセラーや家族と話し合い、じょうずなかかわり方を考えて実際に練習してみます。うまくできたかどうか、そのつど評価してもらいます。

●シェーピング法（形成化法）

一定の目標行動に至るまでの行動を段階的に細分化し、順次これを遂行させ、最終的に目標行動を獲得させる方法です。

たとえば、会社や職場に行けないなどの不安を強く感じるときに、会社に行くという目標行動を細分化（服を着替える〜駅まで行く〜電車に一駅乗る〜完全出勤）。段階的にスモール・ステップで少しずつステップアップし、最終的に会社に行けるようになります。

●アサーショントレーニング（主張訓練）

自分の意見、考えをはっきり伝え、同時に相手の言い分を聞き、相手の立場を尊重できるように練習します。

現在どのような場面でどの程度主張ができていないかを考え、その場にいるとしたらどうするかを考えます。実際に行動リハーサルをしたり、会社の先輩が意見を言っている（主張行動）ところをみたりして、攻撃的な言い方ではなく、じょうずに主張できる方法を身につけます。

家族や周囲の人ができること
特性を知り、理解する

支援のために、まず本人を理解することから始めましょう。

発達障害を認める

体の障害と違って脳の機能の障害は、はた目にはなかなかわかりません。対人関係や社会生活でトラブルが起こっても、本人の性格や相手のせいだと思いがちです。

しかし非難するだけでは問題は解決しません。むしろ本人の自尊心が低下して、二次障害につながってしまいます。本人も、なぜうまくいかないのかわからず、困ったり悩んだりしているはずです。

まずは周囲が障害に気づき、認めること。家族に発達障害があるとわかるとショックを受け、認めようとしない人もいますが、現状に向き合ってください。目を背けていては、事態は改善しません。もちろん本人も発達障害の特性を自覚する必要があります。

発達障害は脳の機能障害が原因ですが、適切な対応と支援をしていけば、トラブルを起こさずに社会で生活できます。本人の状況を的確にとらえ、今後の状況を予測できれば、支援の対策を講じることができます。

なにに困っているのか、
どう解決していくかを、
家族で話し合う

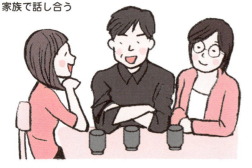

いいところに注目する

障害の特性は、マイナス面ばかりではありません。いいところもたくさんあります。個人の資質としても、いい面をもっているはずです。なにが得意で、どんな能力を発揮できるかをみてみましょう。

本人はやや自信をなくしかけているかもしれません。いい面や得意なことを、どんどん言葉にして本人に伝えれば、自信につながります。

適職を見つける

自閉スペクトラム症では、人と接することは苦手ですが、同じ作業をコツコツ続ける集中力や忍耐力があります。記憶力がよく、興味のあることには博識ですので、専門知識が必要な職業や研究職は向いています。

ADHDでは、積極的で人なつこいので、不注意からのケアレスミスを減らせば、営業や接客業など、いろいろな仕事に向いています。

注意

● **「常識がない」と言わないで**
自分でも薄々そう感じているので反論できず、本人としては、もっとも落ち込む言葉だといいます。

● **プライドを傷つけないで**
大人としてのプライドを傷つけるような言動は避けてください。

いいところ

自閉スペクトラム症
- 作業は休まず手を抜かず、コツコツやる
- 決められた仕事をきちんとこなす

ADHD
- 行動力がある
- 人なつこくてものおじしない
- 発想がユニークで、新しいひらめきも少なくない

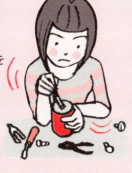

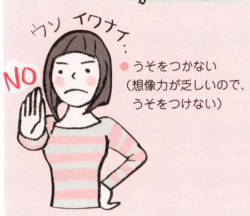

- うそをつかない（想像力が乏しいので、うそをつけない）

弱点

自閉スペクトラム症では
- 自分の興味のあることしか頭に浮かんでこないので、雑談ができない
- 相手の気持ちを推し量ることが苦手なので、接客は無理
- 臨機応変に対応することが苦手
- 共同作業が困難
- 完璧を目指して、できない自分を許せない

ADHD
- 細かい作業を確認しながらおこなうようなことは苦手
- 計画を立てて、予定どおりに仕事を進められない

弱点をカバーする

　突発的な対応、臨機応変、手先を使う細かい作業、てきぱきとこなすスピードのいる作業は苦手です。本人は指示されたら、素直にとりかかるでしょうが、苦労もするし、結果も望めません。

　また、本人なりの苦手な点があります。たとえばADHDでは、注意が散漫になりやすいので、一度に多くの仕事を指示しないように。ミスが出ると困るような仕事を任せるのは避けましょう。

　自閉スペクトラム症では、受付のような接客は向きません。あまり人のいない、落ち着ける環境での作業では効率が上がります。

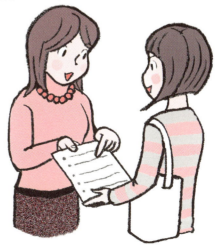

急な予定変更はパニックになる。いつもと違う道順、いつもと違う時間などは、早めに伝える

家族や周囲の人ができること
こちらからコミュニケーションをとる

コミュニケーションがとりづらいと嘆くより、こちらから歩み寄りましょう。

わかりやすく伝える

こちらが言いたいことや頼みたいことが、正確に伝わらないことがあります。

まず、本人が自分に言われていると認識しているでしょうか。雑踏や騒がしい場所では、他の音が耳に入り、離れているとわかりません。近くに行き、呼びかけて注意を喚起してから、話しかけましょう。

また、本人なりの解釈をして、それが的外れでも気づかなかったりします。「○○してほしいんだけど」といった遠慮した言い方は迷わせるだけ。「○○してください」とはっきり言います。

叱らず、具体的に指示する

くどくど叱ってもわかりません。自分で考えて適当にやることが苦手です。仕事の指示は5W1Hを意識して具体的に出しましょう。
・なにを　・どれくらい　・どうする
・いつまでに　・どこへ
一度にひとつずつ、できればメモにして渡し、大事なことはときどき確認します。

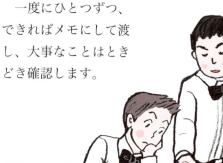
叱責しても、理由がわからず、改善されないこともある

本人のペースを尊重する

周囲に注意を向けないので、職場の人が大忙しでバタバタしていても気がつかないし、皆が残業するのに定時になるとひとりでさっさと帰宅したりします。

それに対して腹を立ててもしかたがありません。本人のためにも、「○○さんが忙しいので、○○を（具体的に）手伝ってください」とはっきり言うほうがいいのです。できれば、「明日は納品日なので1時間の残業になります」などと前もって伝えます。

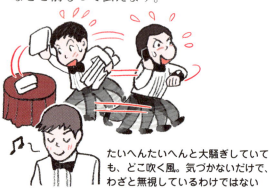
たいへんたいへんと大騒ぎしていても、どこ吹く風。気づかないだけで、わざと無視しているわけではない

キーパーソンがいると安心

職場や大学など、集団のなかで生活するには、なんでも相談できる人がいると本人も周囲の人も安心です。いわば、本人と周囲との「橋渡し役」で、互いの気持ちや行動を解説します。キーパーソンになる人は、発達障害を理解し、本人が信頼できる人。うまく言葉にできない戸惑いもすくいあげなくてはなりません。また、周囲の人がキーパーソンを信頼できることも大切です。

わかりやすい指示の出し方

指示を出すほうは、本人の弱点をカバーするような出し方を工夫しましょう。表情、身振り、視線などからこちらの意図を推し量ることは苦手です。指示は言葉だけでなく、メモや図で、見てわかるように出しましょう。

●具体的に手短に
- 「もっと」「早めに」などの、抽象的な言葉の意味がわからないので、「〇時までに」のように数字や枠をきっちり示します。
- 聞くより見るほうが頭に入ります。口頭で伝えるだけでなく、図やメモで見せます。
- 理由や目的を説明するより、なにをどうするのかだけ、具体的に手短に指示します。
- 一度にいくつもの指示を出さず、ひとつ終わったらまたひとつと、順番に指示します。

●肯定的に
「〇〇はしないで」「〇〇はだめ」というより、「〇〇してください」と正しいほうの情報を指示します。

●指示を復唱してもらう
「〇時までに〇〇をするんですね」と、指示した内容を復唱してもらいます。

●実際にやってみせる
聞くより見るほうが頭に入ります。手順など図示しにくい指示は、実際にやってみせましょう。本人にも1回やってもらって、間違いがないか確認するのがベストです。

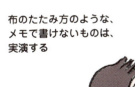

布のたたみ方のような、メモで書けないものは、実演する

●すぐに仕事にかかってもらう
指示を出したら、よけいなことは言わず、すぐに仕事にかかってもらいます。「今日は〇〇までにするけれど、明日は〇〇までやる予定」などと、目の前の仕事以外のことを言ったり、雑談などをはさむと、必要なことがわからなくなってしまいます。

●終わったらどうするか伝える
終わったら報告するだろう、言わなくてもわかるだろうとは思わないでください。報告することまで指示しておかないと気づきません。「終わったら〇〇さんに、終わりましたと報告してください」と具体的に指示します。

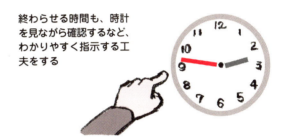

終わらせる時間も、時計を見ながら確認するなど、わかりやすく指示する工夫をする

> **注意**
>
> ### ●じょうだんや比喩(ひゆ)は通じにくい
> おもしろみを感じるポイントが、ずれていることがあります。じょうだんは通じにくく、内容によっては自分がバカにされていると怒ることも。言葉をそのまま受け取る傾向があるので、比喩も皮肉も通じにくいのです。
>
> ### ●「努力不足」と言わないで
> 「努力不足」「やる気があるのか」などと責めても、反発するか落ち込ませるだけです。能力はあります。だからこそ、対応を工夫していくのです。特性をふまえて仕事をわりふりましょう。ケアレスミスの多い人に大きな責任をもたせないでください。

家族や周囲の人ができること

本人まかせにせず気を配る

日常生活、環境など、本人が生きやすくなるよう、気配りを。

全般的な管理を

●生活管理
テレビやゲームにはまって一晩中起きているなど、生活の基本的なリズムを崩さないようにしましょう。出勤前にテーブルの上に携帯電話が置きっぱなしになっていないか、定期券を忘れていないか、入浴や洗顔、ひげそりなどの身だしなみもさりげなく要チェックです。でも、あまりうるさすぎないように。

●金銭管理
衝動買いのおそれがあるなら、金銭管理は家族がしましょう。クレジットカードは持たせないほうが無難です。キャッチセールスにひっかかることもありますが、悪質でなくても店員さんにすすめられるままに買い物をしてしまうこともあります。人の言うことを真に受け、断れなくなるのです。

●体調管理
食べ物の好き嫌いが激しかったり、マイブームにはまってしまったり、睡眠不足に気づかなかったりして、体調を崩すことがあります。周りが気をつけてあげましょう。

暴力にはNO！を

衝動性の高い人は、うまく言葉にできないぶん、手が出てしまうことがあります。しかし、どんな理由があろうと、暴力は否定しなくてはなりません。状況によっては、家族が離れて暮らすことも考慮します。

● ＤＶ相談ナビ
0570-0-55210 (内閣府開設)

心の調子をみる

失敗続きで自己嫌悪から、うつ病など心の病気を併発することがあります。ストレスがたまっていても気づきにくいので、日ごろの言動に注意してください。

学校や職場でのストレスは家庭で癒やされます。不安がありそうなら「なにか困っていることはあるの」と、声をかけてみましょう。

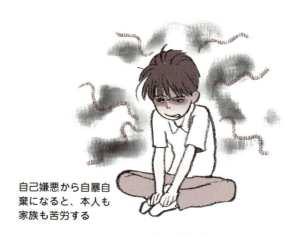

自己嫌悪から自暴自棄になると、本人も家族も苦労する

暗黙のルールを知らせる

マニュアル的な仕事はできるようになっても、社会には暗黙のルールのようなものがあります。なかには「食事は口をとじてかむ」「べたべた人にさわらない」など、マナーとしてはごく初歩的なことも。簡潔にはっきり指摘したほうが本人のためです。
「人前で大きな声で独り言を言わない」など、奇妙に見える行動についても、誰もアドバイスをしないと、本人は気づかず敬遠されるだけになってしまいます。

環境を見直す

見えるものや聞こえるもので気が散ってしまうという特性があります。情報量が多いと処理しきれないので、混乱します。家庭でも職場でも、音、光、物の量など、環境を見直しましょう。

物が多いと片づけられず、そのことから自己嫌悪になったりパニックになったりします。ときどき一緒に物を整理し、不用な物は捨てましょう。片づけ方も教えましょう。

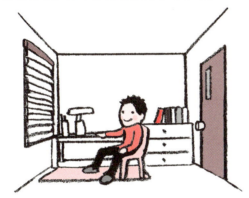

使う物だけを出し、必ずしまう

職場ではパーテーションで個人のスペースを区切ってもらうと、刺激が減り、集中して仕事ができるようになります。

仕事の内容やスケジュールをひと目でわかるように貼っておく

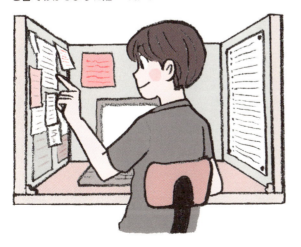

こちらの気持ちを伝える

「このごろ髪の毛が少なくなってきましたね」など、本人にはわるぎがなくて言ったことに、こちらが傷つくことがあります。

人の気持ちを推し量ることが苦手なので、こちらから言葉で伝えるようにします。どういうことを言うと人を傷つけるかを、マニュアルとして身につけてもらいます。

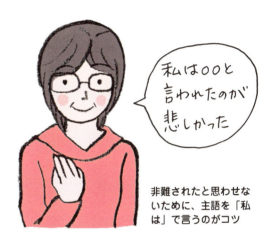

非難されたと思わせないために、主語を「私は」で言うのがコツ

敬遠せず、つき放さず

奇妙な人、つきあいづらい人と敬遠しないでください。本人はあたりまえのことと思って行動しています。生来の特性ですから、本人はどうしてよいかわからないのです。

社会性の障害、コミュニケーションの障害などは対人的なもので、本人だけでなく相手がいることです。ですから、相手の側からアプローチをしてあげましょう。

あいさつが苦手な人なら、こちらから先に声をかけましょう。返事をしなくても気にしないでください。

また、言葉を字義通り受け取るので、注意しましょう。つき放さず、根気よく、ただし融通がきかないので、あまり追い詰めないことです。

本人や家族ができること
相談をする、支援を受ける

発達障害の相談窓口、公的な支援を紹介します。

医療機関は少ないが

生活や就労について相談できる公的な機関はいくつかあり、医療との連携が望ましいでしょう。大人の発達障害を診断・対応してくれる医療機関は、まだ少ないのですが、正確な診断を受ければ、適切な対応策も考えられます。

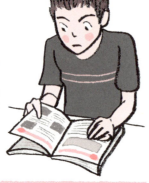

特性や対応策について、発達障害に関する本を読むのもひとつの方法。怒りのコントロールの本や整理整頓の実用本も役立つ

就労相談が主

発達障害の人の相談機関には下記のようなものがあります。相談内容としては、人間関係と就労に関するものが多くなっています。

発達障害の人は、学校を卒業しても就職が困難であることは否めません。経済面は生活をなりたたせる基盤ですから、本人や家族にとって、就労は大きな課題です。

各機関で受けられるサービスはそれぞれ違います。職業紹介だけでなく、就労セミナー、SST（ソーシャルスキルトレーニング）などのプログラムを実施しているところもあります。

まず自分の地域にどのような支援機関があるのかを確認しておきましょう。

相談・支援機関

●発達障害情報・支援センター（厚生労働省）

公的な支援の内容など、発達障害に関する総合的な情報が得られます。
http://www.rehab.go.jp/ddis/

●発達障害者支援センター

幼児から成人までの発達障害を対象にしています。親子関係、人間関係、就職、離婚など、年代によってかかえる悩みや心配ごとはさまざまですが、発達障害に関するあらゆる相談に対応しています。

主なサービスは以下のようなものです。
①相談支援　②発達支援
③就労支援　④普及・啓発と研修

ハローワークや地域障害者職業センター、医療・教育・福祉の関係機関と連携し、あらゆる相談にあたっています。相談は来所だけでなく、電話でもできます。

利用は無料。本人のほか、家族や周囲の人が行っても、対応してもらえます。
http://www.rehab.go.jp/ddis/

●地域障害者職業センター

職業相談、評価、職業準備支援などのほか、OA講習会もおこないます。ハローワークと連携して職業の紹介なども。事業主に対しては、雇用するにあたっての助言や援助。ジョブコーチの派遣もおこないます。また、就労支援をテーマに各種講座やフォーラムを開催しています。
http://www.jeed.or.jp/location/chiiki/

●ハローワーク

　公共職業安定所。国の機関です。一般の求職者が対象ですが、障害者については「専門援助部門」が設けられています。プライバシーに配慮しつつ、事業主、各種団体、医療、教育、学校教育機関とも連携しながら仕事を探してくれます。職業の紹介のほか、就労後の相談にものってもらえます。相談は無料。
http://www.hellowork.go.jp

●地域若者サポートステーション

　通称サポステ。厚生労働省委託事業です。コミュニケーショントレーニングやキャリア開発プログラムなどをおこない、若者の就労全般を支援しています。
http://saposute-net.mhlw.go.jp

●その他

　下記のような、ハローワークの出先機関、職業訓練や職業紹介をおこなっている機関があります。対象が発達障害者にかぎらない機関もあります。

- ジョブカフェ
　若者の就労や職業に関するサービスを提供。
- 学生職業総合支援センター
　卒業生および早期離職者の就労支援。
- 学生職業センター
- 障害者職業センター
- 障害者就業・生活支援センター
- 障害者職業能力開発校
- ひきこもり地域支援センター
- 発達障害教育情報センター（国立特別支援教育総合研究所）

●友の会や家族の会

- NPO法人　アスペ・エルデの会
- NPO法人　えじそんくらぶ（ADHD）
- 一般社団法人　日本自閉症協会
- NPO法人　全国LD親の会

就労支援制度

　実際に働いているうちに、本人が変わったという声を多く聞きます。作業量が増やせたなどの仕事上の成長だけでなく、対人関係の改善、こだわり・パニックの減少、独り言の減少など、発達障害そのものの改善にも結び付いているのです。

　社会生活は本人の成長を促します。ただ、さまざまな障壁があるのも事実。働きつづけられるよう公的な支援制度を活用しましょう。

●トライアル雇用制度

　試行的に働いてもらいます。通常は3ヵ月。ハローワークを通じて求職している障害者が対象となります。

●ジョブコーチ制度

　職場に出向き、障害者について作業やコミュニケーションの支援をします。事業主、家族へも助言や提言をおこないます。地域障害者職業センターで実施しています。

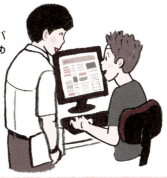

仕事上の弱点をカバーし、職場になじめるよう支援する

「手帳」の取得はできるのか

　障害者は国が交付する「手帳」を取得すれば、税の免除や各種サービスが受けられます。今まで発達障害専門の手帳はなかったのですが、法律がかわって、平成23年より「精神障害者保健福祉手帳」の申請が可能です。知的障害があれば「療育手帳」の申請も可能ですから、どちらにするか、市区町村の精神保健係などの窓口で相談しましょう。

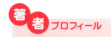

著者プロフィール

黒澤礼子 (くろさわ・れいこ)

東京大学文学部心理学科卒。筑波大学大学院教育研究科修士課程修了。公認心理師。臨床心理士。臨床発達心理士。法政大学講師、神奈川大学大学院講師を経て、現在、順天堂大学医学部附属順天堂医院小児科に勤務。臨床分野においては、子ども家庭支援センター心理・発達相談員の後、スクールカウンセラー、特別支援教育専門家チーム委員、小学校・保育園などの特別支援教育・保育指導に携わる。主な著書に『心身障害Q&A 児童虐待』（黎明書房）、『新版 発達障害に気づいて・育てる完全ガイド』（講談社）などがある。

編集協力	オフィス201
カバーデザイン	岡本歌織（next door design）
カバーイラスト	深川 優
本文デザイン	南雲デザイン
本文イラスト	梶原香央里

健康ライブラリー
新版 大人の発達障害に気づいて・向き合う完全ガイド

2018年6月19日 第1刷発行
2022年6月8日 第3刷発行

著者	黒澤礼子（くろさわ・れいこ）
発行者	鈴木章一
発行所	株式会社講談社 東京都文京区音羽2−12−21 郵便番号 112−8001
電話番号	編集 03−5395−3560 販売 03−5395−4415 業務 03−5395−3615
印刷所	凸版印刷株式会社
製本所	株式会社若林製本工場

参考文献

『発達障害に気づいて・育てる完全ガイド』
（黒澤礼子／講談社）

「自分で気分を変えてみよう」
（アスペ・エルデの会）

「発達障害を理解するために」
（独立行政法人高齢・障害者雇用支援機構障害者職業総合センター職業センター）

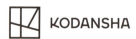

N.D.C.371 71p 26cm
©Reiko Kurosawa 2018, Printed in Japan

定価はカバーに表示してあります。
Ⓡ＜日本複製権センター委託出版物＞本書のコピー、スキャン、デジタル化等の無断複製は著作権法上での例外を除き禁じられています。本書を代行業者等の第三者に依頼してスキャンやデジタル化することは、たとえ個人や家庭内の利用でも著作権法違反です。本書からの複写を希望される場合は、日本複製権センター（☎03−6809−1281）にご連絡ください。落丁本・乱丁本は購入書店名を明記のうえ、小社業務宛にお送りください。送料小社負担にてお取り替えいたします。なお、この本についてのお問い合わせは、第一事業局学芸部からだとこころ編集宛にお願いいたします。

ISBN978−4−06−512133−7